KB099618

나의 뇌

나의 뇌

발행일	2023년 4월 12일

지은이	최완섭, 이영미		
펴낸이	손형국		
펴낸곳	(주)북랩		
편집인	선일영	편집	정두철, 배진용, 윤용민, 김부경, 김다빈
디자인	이현수, 김민하, 김영주, 안유경	제작	박기성, 황동현, 구성우, 배상진
마케팅	김회란, 박진관		
출판등록	2004. 12. 1(제2012-000051호)		
주소	서울특별시 금천구 가산디지털 1로 168, 우림라이온스밸리 B동 B113~114호, C동 B101호		
홈페이지	www.book.co.kr		
전화번호	(02)2026-5777	팩스	(02)3159-9637

ISBN	979-11-6836-822-4 03510 (종이책)	979-11-6836-823-1 05510 (전자책)

(주)북랩 성공출판의 파트너

북랩 홈페이지와 패밀리 사이트에서 다양한 출판 솔루션을 만나 보세요!

홈페이지 book.co.kr • **블로그** blog.naver.com/essaybook • **출판문의** book@book.co.kr

작가 연락처 문의 ▸ ask.book.co.kr

작가 연락처는 개인정보이므로 북랩에서 알려드릴 수 없습니다.

신비로운 뇌의 작동 원리와
뇌 건강 유지의 필수요소들

나의 뇌

최완섭, 이영미 공저

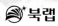북랩

두개골의 고요함과 어둠 속에 잠겨 있는 뇌가 하는 대표적인 일에는 움직이고, 감지하고, 먹고, 마시고, 말하고, 숨 쉬고, 자는 것이 있다. 이외에도 뇌는 생각이나 감정과 같은 정신 활동에도 관여한다. 이처럼 중요한 일을 하는데도 뇌의 무게는 약 1,350g에 불과하다. 하지만 분자 세포 수준에서 뇌를 보면 뉴런이라고 불리는 작은 세포가 약 860억 개가 있고 하나의 뉴런에는 약 7,000개의 시냅스가 있다. 뇌는 이들의 연결을 통해 지금까지 발견된 모든 네트워크 가운데 가장 복잡한 신경망을 이루고 있다.

뇌의 기능은 뇌를 구성하는 부분에서 찾을 수 있는 것이 아니라, 끊임없이 살아 움직이는 전기 조직으로 짜여 있는 신경망에서 찾을 수 있다. 뇌의 신경망과 우주에서 물질이 분포하는 모습을 나타내는 우주망을 정량적으로 분석하는 연구에서 쥐의 뇌에 있는 뉴런의 연결과 우주의 물질 분포 사진을 나란히 놓고 보면 둘을 구분하기 어렵다고 한다.

우주에 관해서 아직 모르는 것이 많은 것처럼 우리 몸의 제어 센터인 뇌에 대해서도 모르는 것이 많다. 그러나 뇌가 어떻게 작동하고 발달하는지, 어떻게 생각과 감정과 행동이 만들어지는지, 건강한 뇌를 만드는 방법에는 어떤 것이 있는지 등은 수학, 물리학, 화학, 생명과학 등 기초과학과 함께 다양한 학문 분야의 융합 연구를 통해서 조금씩 드러나고 있다.

이 책은 이와 같은 연구 결과를 바탕으로 뇌의 기능과 기능의 향상 및 회복에 관한 내용으로 구성하였다. 또한, 뇌에 관심이 있는 청소년이나 나이가 들어감에 따라 나타나는 인지 장애에 관심이 있는 성인 누구라도 스스로 변화하는 뇌에 대해 알아가며 신나는 모험이 가능하도록 구성하였다.

스탠포드 대학교 후버만(Huberman)의
이야기를 듣고 있다 시작한 일을 마무리한 어느 날

최완성, 이영미

차례

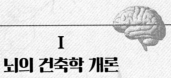

I
뇌의 건축학 개론

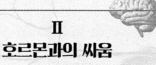

II
호르몬과의 싸움

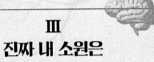

III
진짜 내 소원은

뇌의 건축학 개론 Ⅰ

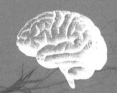

나의 뇌는 내게 가장 믿음이 안 가는 기관이다
늘 징징거리고 윙윙거리고 솟구치고 으르렁대고 뛰어들다 진흙탕에 묻힌다
— 버지니아 울프 —

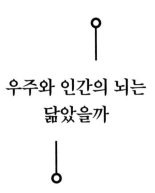

우주와 인간의 뇌는
닮았을까

꿈은 어디에서 오는가? 친구 집으로 가는 길을 어떻게 기억할까? 아무 생각 없이 눈을 깜박이는 이유는 무엇일까? 이와 같은 생각은 누구나 해보았을 것이다. 이에 대한 해답은 뇌에 있다. 사실 뇌는 자는 동안에도 행동을 통제하고 신체의 생리적 과정을 조절하는 등 우리가 생존하는 데 필수적인 역할을 하고 있다.

이렇게 중요한 역할을 하는 데 비해 인간의 뇌 무게는 약 1.35㎏으로, 상대적으로 작다. 그러나 뇌를 세포 수준에서 보면 뇌에는 860억 개의 뉴런과 수백조 개의 시냅스가 병렬 연결되어 있다. 그리고 뇌에 있는 뉴런의 연결을 모델화한 생물학적 뇌 신경망은 지금까지 발견된 모든 네트워크 가운데 가장 복잡하고 효율적인 것으로 알려져 있다. 따라서 이를 이용한 인공지능과 인공신경망 개발을 위하여 뇌 신경망에 대한 많은 연구가 진행되고 있다.

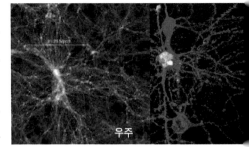

바자(Vazza) 등은 뇌 신경망과 우주에서 물질이 분포하는 모습을 나

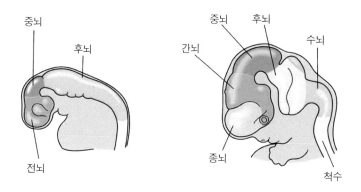

타내는 우주망을 정량적으로 분석하는 연구에서 뇌 구조가 우주의 은하계 구조와 매우 닮은 것을 발견하였다. 이들의 연구에 의하면 쥐의 뇌에 있는 뉴런 연결 사진과 우주의 물질 분포 사진을 나란히 놓고 보면 둘을 구분하기 어렵다고 한다. 따라서 뇌가 하나의 거대한 우주와 같거나 거대한 우주가 뇌와 같은 것처럼 보일 수 있다.

이처럼 복잡한 구조로 되어 있는 뇌도 해부학적으로 확대해보면 크게 전뇌, 중뇌, 후뇌의 3개 영역으로 나누어진다. 이 세 영역은 배아의 발생 기간 동안 전뇌가 종뇌와 간뇌로 발달하는 등 상당한 변형을 거침에도 불구하고 여전히 식별할 수 있다.

발생학적으로 전뇌에서 파생된 종뇌는 대뇌로 발달한다. 그리고 대뇌는 고등한 동물일수록 더 크고 복잡한 구조로 되어 있다. 대뇌 표면인 대뇌 피질은 회백질로 이루어진 부분으로, 큰 세로 균열을 기준으로 오른쪽과 왼쪽의 두 반구로 분리되어 있다. 그리고 각 반구는 큰 회색 주름 스펀지처럼 보이는 전두엽, 두정엽, 측두엽, 후두엽과 같은 4개의 엽으로 나뉘어 있는데 부위에 따라 기능이 다르다.

이름에서 알 수 있듯 전두엽은 대뇌반구의 앞부분에 있으며 의사 결정, 문제 해결, 사고 및 집중력을 포함한 고급 인지 기능을 담당한다. 그리고 전두엽은 사춘기에 이르기까지 지속해서 발달하며 20세 무렵이 되면 성장이 안정기에 접어들지만 25세까지 발달을 지속한다. 이러한 이유 때문

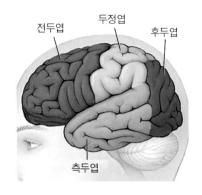

에 최근 전두엽에 관한 연구가 활발히 진행되고 있다.

전두엽을 연구하고 있던 묘토넨(Mottonen) 등은 성인은 왜 새로운 언어를 배우기 어려울까에 대해 관심을 가지게 되었다. 언어를 배우기 위해서는 말이나 글로 표현할 수 있는 지식보다는, 자전거를 타는 방법과 같이 행동으로 나타나는 지식인 절차적 지식이 필요하다. 따라서 그들은 전두엽의 활동이 언어 학습에 중요한 절차적 지식을 학습해가는 과정을 방해한다는 가설을 세우고 이를 검증하는 실험을 하였다.

묘토넨 등은 실험에서 자기 자극을 통해 성인의 전두엽 활동을 통제하자 아이들처럼 새로운 언어를 쉽게 배우는 것을 발견하였다. 그들의 연구 결과에 따르면 성인이 새로운 언어를 배우기 어려운 이유는 어린이보다 인지 능력을 담당하는 뇌의 전두엽이 발달했기 때문이라고 한다. 즉, 그들은 전두엽 활동이 새로운 언어를 배우는 데 오히려 걸림돌로 작용하는 것을 발견하였다.

전두엽 뒤에 있는 두정엽은 촉각 및 움직임에 대한 정보 처리에 관여한다. 예를 들어 두정엽은 우리가 만지는 물체가 매끄러운지, 날카로운지, 또는 우리 몸이 주변의 물체와 관련하여 어디에 있는

지 알려준다. 따라서 우리가 물체에 부딪히지 않고 이동할 수 있는 것이다. 또한, 두정엽은 신발 끈 묶기와 같은 손과 눈의 협응을 통한 미세한 운동에도 관여한다.

전두엽과 두정엽 아래에 있으며 머리의 양쪽에 있는 측두엽은 청각, 시각 기억, 언어 기억, 다른 사람의 감정 및 반응 해석에 관여한다. 그리고 해마라고 불리는 측두엽 일부도 기억에서 중요한 역할을 한다. 뇌의 뒤쪽에 있는 후두엽은 눈에서 오는 정보를 이해할 수 있게 해주는 시각적 인식에 관여한다.

중뇌는 전뇌와 후뇌를 연결하는 부분으로 중추신경계의 중계소 역할을 한다. 중뇌는 길이 약 2㎝로, 후뇌나 특히 전뇌에 비해 작다. 그러나 중뇌는 후뇌와 함께 뇌간을 형성하여 전뇌와 척수를 연결한다. 이를 통해 통증, 기분, 호흡, 각성 등과 같은 기능을 조절하는 데 관여한다. 중뇌의 기능으로는 시각 및 청각 정보 처리, 안구 운동과 동공 확장, 근육의 움직임과 운동 조절 등이 있다. 중뇌의 이상으로 생기는 파킨슨병은 중뇌에 있는 흑질에서 도파민을 분비

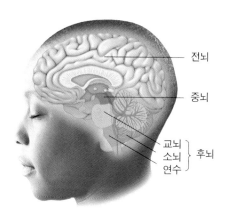

하는 도파민 뉴런의 퇴행으로 인하여 증상이 나타나는 것으로 알려져 있다.

　후뇌는 뇌의 뒤쪽에 위치하며 대부분의 뇌간(교뇌, 연수를 포함)과 소뇌로 되어 있다. 중뇌 바로 밑에 있는 교뇌는 신경 정보를 중뇌에 전달하거나 소뇌로부터 정보를 받아들이는 역할을 한다. 그리고 연수는 척수의 연장 부분으로서 뇌에서 최하위의 위치에 자리를 잡고 있다. 소뇌는 산호 모양의 구조로 되어 있어 움직임이나 감각에 대한 정보를 모아서 미세한 움직임을 만들어낸다. 예를 들어 음주를 하면 소뇌의 기능이 저하된다. 따라서 술에 취하게 되면 균형 감각이 평소보다 둔해져 비틀거리며 걷게 되는 것이다.

치료제 1회 주사 가격이
25억 원

17세기 철학자이자 수학자인 데카르트(Descartes)는 그의 유명한 명언 "나는 생각한다, 고로 나는 존재한다(cogito, ergo sum)"에서 몸은 마음으로부터 인과적으로 영향을 받는다고 믿었다. 그는 실제로 마음을 발생시키는 뇌와 몸을 연결하는, 실과 같은 신경계의 존재를 상상하기도 하였다. 또한 그는 "다양한 종류의 입자 운동(자극)은 신경 종말을 자극하여 신경 섬유를 뇌에 연결하는 일련의 연속적인 동작을 생성한다"라고 하여 보이지 않는 메시지가 몸을 통해 전달되는 방식을 설명하려고 노력하였다. 그의 생각은 신경계를 통해 뇌와 몸이 연결되어 있다고 생각하는 현대의 신경계 개념과 일치한다.

신경계는 감각 정보와 행동을 조정하는 매우 복잡한 부분으로, 뇌와 척수를 포함해서 몸 전체에 퍼져 있는 신경 다발을 통틀어 이르는 말이다. 예를 들어 신경계는 신체에 영향을 미치는 환경적 변화를 인지해서 뇌로 전달하고 뇌의

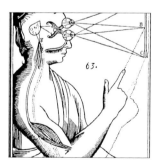

반응을 신체에 전달하는 역할을 한다. 이를 통해 뇌는 행동을 통제하고 신체의 생리적 과정을 조절하는 중요한 기능을 수행한다. 그런데 뇌가 이 기능을 수행하기 위해서는 척수와의 통신을 통해 신체의 감각 자극을 받아야 한다. 따라서 뇌가 하나의 신경계를 이루기 위해서는 척수가 필요하다. 척수는 뇌와 연결된 신경 다발로, 척수의 중심부는 뉴런이 모인 회백질로 되어 있고 바깥쪽은 뉴런의 기다란 축삭돌기가 모인 백질로 되어 있다.

일반적으로 신경계는 중추신경계와 말초신경계로 분류한다. 이때 뇌와 척수는 행동을 유지하고 생성하는 신경계의 가장 중요한 부분이기 때문에 이들이 이루는 신경계를 중추신경계라고 한다. 이에 반해 말초신경계는 중추신경계를 장기, 팔다리, 피부와 같은 신체의 나머지 부분에 연결하는 신경으로 뇌와 척수를 제외한 모든 신경을 말한다.

좀 더 쉽게 설명하면 말초신경계는 감각 근육으로부터 오는 정보와 무의식적으로 이루어지는 반사에 필요한 정보를 중추신경계로 전달하고, 동시에 중추신경계의 명령을 다시 우리 몸으로 전달하는 통로 역할을 한다. 말초신경계는 다시 체성신경계와 자율신

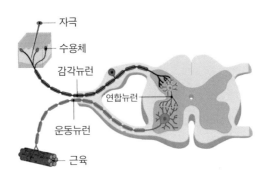

경계로 분류하는데, 체성신경계는 팔과 다리 등의 근육과 연결되어 있으며 주로 뇌의 지배를 받아 의식적이고 자발적인 움직임을 담당한다.

예를 들어, 물 한 컵을 집어 들 때 이 작업을 수행할 수 있도록 손과 팔 근육에 무엇을 해야 하는지 알려주는 것은 체성신경계다. 체성신경계는 다시 외부 자극 등 감각 정보를 뇌와 척수로 전달하는 구심성 또는 감각 뉴런과 대뇌의 신경 자극을 근육으로 전달하는 원심성 또는 운동 뉴런으로 구분된다.

구심성 뉴런은 라틴어 'afferre(~로 가져오다)'에서 유래한 것으로 중추신경계에 정보를 전달하는 뉴런이며 청각, 시각, 후각, 미각, 촉각 등의 감각 입력을 받아 그 신호를 중추신경계에 전달하는 역할을 한다. 이에 반해 원심성 뉴런은 라틴어 'efferre(~로부터 꺼내다)'에서 유래한 것으로 중추신경계에서 발생하는 신호를 장기와 근육에 전달하여 뇌의 명령을 실행하는 뉴런을 의미한다. 즉, 원심성 뉴런은 근육과 접촉하여 팔을 올리고 손을 흔드는 등 자발적인 움직임을 실행한다.

치료제 1회 주사 가격이 25억 원인 척수성 근위축증도 운동 뉴런의 유전자 변이로 일어나는 질병이다. 이는 유전자 변이로 인해 척수에 존재하는 운동 뉴런이 소실되면서 근력과 근육의 부피가 점차 감소하는 병이다. 이로 인해 뇌로부터 근육으로 적절한 신호가 전달되지 못하는 것이다.

뇌의 지배를 받는 체성신경계와 달리 자율신경계는 뇌의 지시를 받지 않고 심박수, 체온, 혈압, 호흡, 소화 등과 같은 신체 기능을 조절하는 일종의 스위치 역할을 한다. 자율신경계는 다시 교감신경과 부교감신경으로 구분한다.

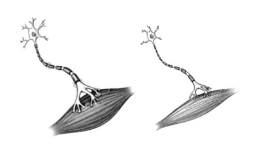

교감신경은 신체가 비상 상황에 대비하는 데 관여하고, 스트레스 같은 상황에 필요한 대사 활성을 증가시키는 역할을 한다. 교감신경이 활성화되면 심박 증가, 혈압 상승, 의식 강화, 호흡 증가 등의 반응이 나타나게 된다. 그리고 교감신경은 스트레스를 받거나 응급 상황이 발생하면 더 많은 에너지를 공급하기 위해 부교감신경의 활성화를 차단한다. 이를 통해서 순간적으로 폭발적인 에너지를 신체에 제공하여 감지된 위험에 대응할 수 있도록 한다. 따라서 교감신경은 자동차의 가속 페달과 같은 기능을 한다.

이에 반해 부교감신경은 비상 상황을 멈추게 하여 대사 활성을 감소시키는 역할을 한다. 따라서 부교감신경이 활성화되면 소화효소 증가, 심박수 감소, 폐의 기관지 수축, 근육 이완 등 완전히 다른 반응이 나타난다. 이를 통해 신체에 고요한 상태를 가져와 휴식하고 이완하며 스스로 복구할 수 있도록 한다. 즉, 부교감신경은 위험이 지나간 후 몸을 진정시키는 브레이크와 같은 역할을 하면서 신체의 모든 기능이 건강한 균형을 유지하도록 하는데 이를 길항작용이라고 한다.

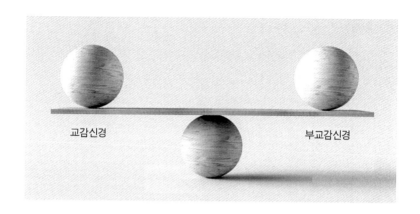

교감신경　　　　　　　　　　　　　부교감신경

　　길항작용의 대표적인 예로 실신을 들 수 있다. 실신은 급작스러
운 뇌 혈류 감소로 인하여 일시적으로 의식을 잃고 자세를 유지하
지 못해 쓰러지는 증상이다. 실신 대부분은 부교감신경의 활성화
로 인해서 발생한다.

　　예를 들어 우리 몸은 극심한 신체적 또는 정신적 긴장에 노출되
면 교감신경이 활성화되면서 혈압이 올라간다. 혈압이 올라가면서
심장에 부담을 주게 되면 한쪽으로 지나치게 치우치지 않도록 길
항작용이 나타나게 된다. 따라서 부교감신경이 활성화되면서 심장
박동은 느려지고 혈압이 떨어진다. 이 과정에서 급격한 혈압 저하
가 일어나면 뇌로 가는 혈류량이 감소하게 된다. 이로 인해 산소와
영양분의 공급 부족으로 뇌 기능이 일시적으로 정지하게 되어 일시
적으로 의식을 잃게 된다.

컴퓨터를 인간의 신경에
연결할 수 있어

신경계는 뇌와 몸 사이에서 정보를 운반하는 역할을 하는 신경으로 이루어져 있다. 신경은 전선을 에워싸는 절연체와 매우 흡사한, 수초라는 지질단백질로 둘러싸여 있다. 이 지질단백질은 외부의 손상으로부터 신경을 보호하는 역할을 한다. 그러나 신경은 뇌나 척수와 같이 뼈로 둘러싸여 있지 않기 때문에 부서지기 쉬우며 눌림, 늘어남, 절단으로 손상이 일어나기도 한다. 대표적인 예로 외상에 의해 척추 내에 존재하는 중추신경계인 척수에 손상이 일어나 정상적인 운동, 감각 및 자율신경계에 이상이 생기는 척수 손상이 있다.

미시적인 관점으로 보면 신경은 보편적으로 6개 이하부터 100만 개 이상의 신경 섬유 다발로 되어 있다. 그리고 신경 섬유는 뉴런에서 길게 뻗어 나온 가지(축삭돌기)로 때때로 수십 ㎝에 달하기도 한다. 즉, 신경계는 뉴런이라는 작은 세포를 사용하여 뇌에서 척수를 통해 몸 전체로 정보를 수신하고 전송하게 된다.

예를 들어 감각 뉴런은 눈, 귀, 코, 혀, 피부에서 정보를 뇌로 전달한다. 이에 반해 운동 뉴런은 근육이 움직일 수 있도록 뇌에서 몸 전체로 정보를 전달한다. 이 과정에는 수십억 개의 뉴런이 함께 작동하여 생물학적 통신 네트워크를 구성하게 된다.

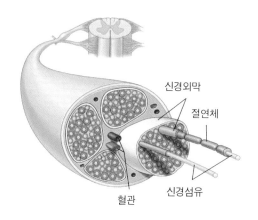

신경을 이루는 신경 섬유의 특성과 분포에 관한 연구로 1920년
경 개서(Gasser) 등을 들 수 있다. 그들은 연구에서 신경 섬유를 크
기순으로 A, B, C의 세 가지 주요 그룹으로 나누어 신경 자극의 전
달 속도를 측정하였다. 그들은 이 실험에서 신경 섬유가 두꺼울
수록 신경 자극을 빨리 전달하는 것을 발견하였다(노벨 생리의학상,
1944).

개서 등은 이후 연구를 통해 감각 신경 섬유인 또 다른 두 그룹
의 섬유를 발견하였다. 이를 통해서 외부 환경의 변화를 전달하는
감각 뉴런의 존재가 밝혀졌다. 즉 개서의 분류에 의한 Aα는 근육
감각, Aβ는 촉각, Aδ는 통증 및 온도, 그리고 C는 통증, 온도 및
가려움증과 관련된 정보를 전달한다는 것을 알게 되었다. 그들의
연구는 다양한 유형의 신경 섬유에 대한 새로운 통찰력을 제공해
주었다.

우리가 느끼는 감각은 피부나 기관으로 연결되는 일부 감각 뉴

런의 끝에 있는 다양한 감각수
용체에 의해서 감지되고 전달된
다. 따라서 우리가 느끼는 모든
감각은 광자를 인지하는 눈의
수용체, 압력을 인지하는 접촉
수용체, 그리고 후각, 미각, 청
각 등을 인지하는 코, 혀, 귀의
수용체에 의해서 이루어진다.

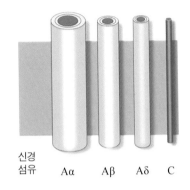

이처럼 감각수용체는 센서 역할을 한다.

이때 감각수용체의 부족에 의해 일부 감각이 제한되기도 한다.
예를 들어 인간의 신경에는 적외선이나 자외선을 감지할 수 있는
감각수용체가 없어 눈으로 적외선이나 자외선을 감지할 수 없다.
그러나 적외선이나 자외선을 감지할 수 있는 감각수용체를 가진 일
부 곤충이나 새는 적외선이나 자외선을 감지할 수 있다. 예를 들어
꿀벌은 꽃에서 꿀을 찾기 위해 자외선을, 파충류는 먹이가 발산하
는 적외선을 감지할 수 있다고 한다.

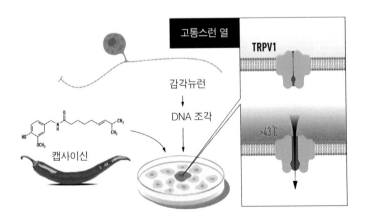

감각수용체는 이온 통로의 활성을 통해서 그 역할을 하는데 이를 분자 수준에서 규명한 연구로 줄리어스(Julius)와 파타푸티언(Patapoutian)을 들 수 있다(노벨 생리의학상, 2021).

줄리어스는 고추의 성분인 캡사이신을 사용하여 고통스러운 열에 의해 활성화되는 이온 통로 TRPV1을 밝혀내었다. TRPV1의 발견은 신경계에서 온도 차이가 어떻게 전기신호를 유도할 수 있는지 이해할 수 있게 해주는 돌파구였다. 또한 파타푸티언은 기계적인 자극(압력)이 어떻게 전기신호로 바뀌는지를 밝혀내는 연구를 수행하였다. 그는 전기신호의 발생을 확인하는 방법을 사용하여 개별 세포를 마이크로피펫으로 찔렀을 때 활성화되는 이온 통로 Piezo1과 Piezo2를 발견하였다.

이들의 연구를 시작으로 감각수용체에 관해 분자 수준에서 많은 연구가 진행되어왔다. 이를 바탕으로 최근에는 뉴런으로 만든 생물학적 데이터 케이블에 관한 연구도 진행되고 있다. 따라서 미래에 냄새를 맡고 맛을 보는 스마트폰이나 컴퓨터를 인간의 신경계에 연결하게 될 날도 머지않은 것 같다.

10대들이 보이는
스트레스 반응 유형

잠재적으로 스트레스를 받을 수 있는 상황에 직면하게 되면 뇌는 무의식적으로 다음 두 가지 질문을 자신에게 던진다고 한다. 첫 번째, 이 상황이 나에게 해를 입히거나 손실을 줄까? 아니면 잠재적인 이익을 줄까? 두 번째, 내가 이 상황을 처리할 수 있을까? 이와 같은 상황에 대한 뇌의 평가에 따라 우리 몸에서는 방어, 도망 및 마비 반응이 나타나게 된다.

예를 들어 우리보다 작은 사람이 지갑을 훔치려 한다면 우리는 그를 위협하며 겁주는 행동을 할 것이다. 그리고 하이킹을 하다가 다음 커브 주변에서 스컹크를 발견하면 빠르게 피할 것이다. 이러한 행동을 투쟁 혹은 도피 반응이라고 하는데, 이는 생존을 위한 반응으로 싸워서 이길 가능성이 있거나 도망갈 기회가 있을 때 이 반응을 보인다. 이와는 다른 예로 누군가가 우리에게 총을 거누면 너무 무서워서 도움을 요청하거나 탈출을 시도하지도 않을 것이다. 이러한 행동을 경직 반응이라고 하는데, 이는 어떠한 희망도 없을 때 나타나는 반응이다.

이와 같은 스트레스 반응은 환경의 위험과 같은 스트레스 상황

나의 뇌

에 노출되었을 때 자신을 보호하기 위해 나타나는 반응으로 지식, 경험 및 용기와 같은 내부 요인뿐만 아니라 다른 사람으로부터의 신체적, 정서적 지원이나 돈 및 기타 물리적 자원과 같은 외부 요인에 의해서 영향을 받는다. 따라서 한 사람에게 스트레스를 유발하는 것이 다른 사람에게는 스트레스를 유발하지 않을 수 있다.

이처럼 우리 몸은 스트레스를 경험하게 되면 그것에 적절한 반응을 하도록 설계되어 있다. 그리고 스트레스 반응은 누구에게나 일어날 수 있는 정상적인 인간의 반응으로 진화 과정을 통해 발달해왔다. 인간이 수만 년의 긴 시간 동안 많은 위험으로부터 멸종되지 않고 살 수 있던 것도 스트레스 반응 때문이다. 이처럼 스트레스 반응은 오랜 역사를 가지고 있음에도 불구하고 스트레스라는 말을 사용하기 시작한 것은 그리 오래되지 않았다.

스트레스에 대한 신체의 비특이적 징후와 증상을 통해서 스트레스를 확인한 최초의 과학자로 셀리에(Selye)가 있다. 그는 쥐에게 인공 호르몬을 주사하고 이어서 나타나는 신체 반응 변화를 연구하고 있었다. 1930년대 우연히 의료 건물의 차가운 지붕이나 회전 러닝

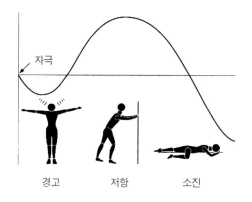

머신에서 계속해서 달리게 하는 등과 같이 다양한 스트레스 상황에 놓이게 하자 쥐가 죽는 것을 발견했다. 이는 실험으로 인한 스트레스에도 인공 호르몬을 주사했을 때와 같은 신체 반응을 보인다는 것을 의미하였다.

셀리에는 이 실험을 통하여 자극의 유형에 무관하게 경고 → 저항 → 소진의 세 단계로 반응이 진행되는 것을 발견하였다. 오늘날 사용되는 투쟁, 도피 및 경직과 같은 스트레스 반응은 이 중에서 스트레스를 설명하는 경고 단계의 일부로 인식되고 있다. 그리고 마지막 단계인 소진은 스트레스 요인이 오랫동안 지속하여 신체적 정신적 질병으로 발전된 것을 의미한다.

특히 십 대들은 스트레스에 대처하는 방법에 따라 성격 유형이 구분되는 것으로 나타났다. 예를 들어 스트레스에 투쟁 반응을 보이는 경향이 있는 십 대들은 항상 원하는 것을 얻으려고 노력한다. 그리고 이들은 관심을 받는 것을 좋아해 칭찬과 보상을 최우선으로 생각한다. 따라서 이들은 하기 싫은 일은 하지 않고 관심이 없을 때 다른 사람들과 협력하지 않는다.

또한, 스트레스에 도피 반응을 보이는 경향이 있는 십 대들은 더 나은 대우를 받을 자격이 있다고 생각한다. 그리고 이들의 마음속에서는 공황, 두려움, 분노가 끊임없이 변화하고 있다. 따라서 이들은 종종 뭔가 잘못될까 두려워해 문제에 대해 의사소통을 하지 않으려 한다.

이에 반해 스트레스에 경직 반응을 보이는 경향이 있는 십 대들은 실수할 가능성 때문에 새로운 것을 시도하지 않는 것이 낫다고 생각한다. 이러한 실수에 대한 두려움 때문에 이들은 자신의 감정과 욕망을 표현하지 못하고 다른 사람들이 말하는 대로 한다. 또

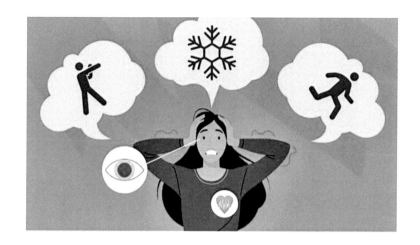

한, 이들은 외로움을 느껴도 도움을 구하여 문제를 해결하려 하지
않는다.

특히 뇌가 극도로 유연한 십 대가 스트레스 상황에서 보이는 경
향과 스트레스에 대처하는 방법은 유동적인 발달 단계를 나타낸
다. 그러나 십 대가 스트레스에 대처하는 방법은 습관으로 발전할
수 있다. 따라서 십 대가 스트레스 상황에서 적절하게 대응하도록
돕는 것은 매우 중요하다.

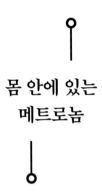

몸 안에 있는
메트로놈

늦을까 걱정되는 월요일 아침, 커피를 사기 위해 줄을 서 있는데 줄이 줄지 않는 것처럼 느껴지며 힘들어진다. 그러나 아무 일정도 없어 여유로운 토요일 아침에는 같은 줄을 서서 기다려도 월요일 아침처럼 힘들지 않다. 이를 이해하기 위해서 기다리는 과정을 세분화해 다시 생각해보자.

A는 약속 시각보다 30분 일찍 카페에 도착하여 약속 상대를 기다리고 있다. 절대적인 의미에서 30분은 상당한 시간이지만 그는 길게 느껴지지 않아 만족스럽게 앉아 있다. 하지만 약속 시각이 지

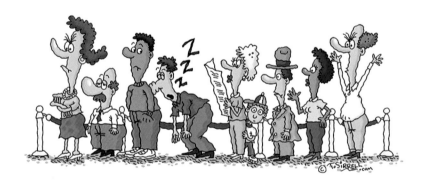

나면 10분이라는 짧은 시간을 기다리고 있는데도 길게 느껴진다.

B는 슈퍼마켓에서 계산을 하기 위해 줄에 서서 기다리고 있는데 다른 줄은 항상 더 빠르게 줄어드는 것처럼 느껴진다. 다른 줄로 움직일까 고민하다 보면 줄이 줄어드는 시간이 더 길게 느껴진다.

C는 음식점의 대기자가 많아 대기 줄의 순서가 보이지 않는 상태에서 기다리고 있다. 그는 공정하게 순서가 지켜지지 않을 수도 있다고 생각하니 줄이 줄지 않는 것처럼 느껴진다.

이처럼 실제 시간보다 시간이 길게 느껴지는 이유는 심리적 안전감이 낮아졌기 때문이다. 심리적 안전감이 낮은 상황에서는 우려, 걱정, 불안 등과 같은 부정적 감정이 증가하게 된다. 부정적 감정이 증가하면 심장 박동 및 호흡수가 증가하면서 우리가 체감하는 시간인 심리적 시간의 판단이 달라진다. 즉, 심리적 안전감이 낮은 상태에서 기다리는 경우 심리적 안전감이 높은 상태에서 기다릴 때보다 심리적 시간이 더 길게 느껴진다.

이러한 이유로 많은 서비스 시설에서 심리적 안전감을 주기 위해 대기 번호를 주는 시스템을 도입하고 있다. 특히 일부 시설에서는 고객이 대기 시간을 예상할 수 있도록 현재 서비스 중인 번호를 눈에 띄게 표시하기도 한다. 이처럼 기다리는 상황에 따라 우리가 느끼는 심리적 시간의 판단이 달라지는 것을 마이스터(Maister)의 대기 시간의 법칙이라고 한다.

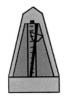 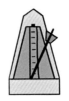

내부 메트로놈   외부 메트로놈

   심리적 시간이 달라지는 이유를 심장 박동수 같은 내부 메트로놈과 외부 환경 즉 외부 메트로놈으로 설명하기도 한다. 예를 들어 갑자기 시위에 참석하였다고 생각해보자. 시위 현장에서 느끼는 긴장감, 폭력, 공포감 등에 의해서 외부 메트로놈은 빠르게 움직인다. 그러나 내부 메트로놈은 아직 외부 상황에 적응이 덜 된 상태여서 천천히 움직인다.

   이처럼 내부 메트로놈과 외부 메트로놈의 균형이 어긋나면 우리는 불편함을 느끼고 그 불편함이 불안한 감정으로 이어진다. 즉, 불안한 감정을 가지고 기다리는 시간이 더욱 길게 느껴지는 것은 내부 메트로놈은 빠르게 움직이는데 외부 메트로놈은 천천히 움직여 메트로놈이 동기화되지 않은 상태에서 나타나는 현상이라고 할 수 있다.

   이에 대해 과학적인 용어를 조금 더 사용하면 외수용 감각과 내수용 감각의 균형이 맞지 않을 때 심리적 안전감이 낮아진다고 한다. 여기서 외수용 감각은 청각, 시각, 후각, 촉각 및 미각과 같이 외부 상태에 대한 정보 감지에 관여하는 감각을 말한다. 내수용 감각은 심장 박동수나 체온, 감염 여부, 혈당 수치, 혈액 농도와 같이 다양한 생리학적 시스템에 관여하는 감각을 말한다.

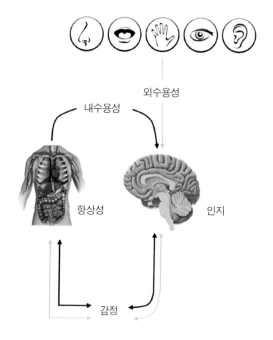

그리고 심리적으로 느끼는 시간이 달라지는 이유는 외수용 감각이 외부 상태에 대한 정보를 감지하고 이를 내수용 감각에 통합되는 과정에서 나의 경계 수준이 내 환경에 적합하다고 느낄 수 있는 방향으로 수준을 조정하는 과정에서 나타나는 현상이라고 할 수 있다. 따라서 심리적으로 느끼는 주관적 시간의 판단이 달라지는 것은 외부 또는 내부 변화에 반응하여 유기체의 항상성을 유지하려는 끊임없는 노력의 결과라고 볼 수 있으며 이것이 뇌와 신경계가 하는 일의 핵심 요소다.

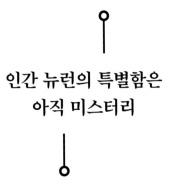

인간 뉴런의 특별함은
아직 미스터리

뉴런은 신경계의 기본 구성 요소인 신경세포로, 인체의 다른 세포와 여러 면에서 유사하다. 그러나 뉴런과 다른 세포 사이의 중요한 차이점으로는 정보 전달 여부를 들 수 있다. 뉴런은 몸 전체에 화학적 및 전기적 형태로 정보를 전달하는 데 고도로 특화되어 있다. 뇌에는 뇌세포의 한 유형인 뉴런이 860억 개 있는데 이들 뉴런은 독립적으로 기능하지 않으며 정보를 처리하기 위해 상호 작용하게 된다. 따라서 포유류의 뇌에 있는 뉴런은 뇌와 척수를 포함한 중추신경계의 빌딩 블록이라고 할 수 있다.

예를 들어 뇌를 기사로 비유하면 개별 뉴런은 기사에서 문자 같다고 가정할 수 있다. 그런 다음 미세 회로 수준에서 흥분성 뉴런과 억제성 뉴런 사이의 특정 연결 패턴은 기사의 중심적인 단어이고, 뉴런 사이 특정 연결 패턴의 대규모 건축 계획을 문장으로 가정할 수 있다.

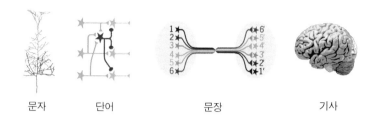

| 문자 | 단어 | 문장 | 기사 |

뉴런이 정보를 전달하기 위해서는 특정 세기 이상의 전기신호가 있어야 하는데 이때 이온 통로는 화학신호를 전기신호로 바꾸는 중요한 일을 한다. 예를 들어 이온 통로가 열리면 이를 통해 이온이 이동하면서 이온 통로 안과 밖의 전하가 변경된다. 그 결과 뉴런 사이의 연결에 필요한 전기신호가 발생한다. 이처럼 전기신호는 이온의 움직임을 제어하는 이온 통로의 활동으로 생성된다.

이온 통로를 연구하던 하넷(Harnett) 등은 10종의 포유동물을 이용하여 같은 부피의 조직 안에 있는 뉴런과 이온 통로를 비교하는 연구를 하였다. 그들은 연구에서 아주 작은 뉴런으로 가득 찬 에트루리아 땃쥐가 훨씬 더 큰 뉴런을 가진 토끼보다 더 많은 뉴런을 가지고 있는 것을 발견하였다. 그러나 토끼의 뉴런은 에트루리아 땃

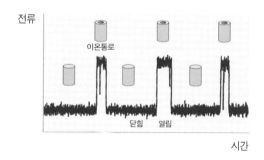

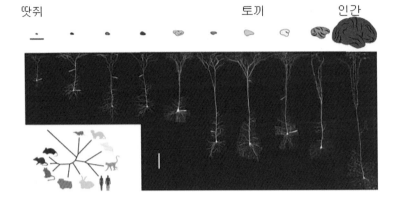

딴쥐   토끼   인간

쥐보다 이온 통로의 밀도가 더 높았다. 그리고 거의 모든 포유류 종에서 뉴런의 크기가 커질수록 이온 통로의 밀도가 증가하는 것을 발견하였다. 즉, 모든 종에서 같은 부피의 조직 속 이온 통로 수는 같았다. 이러한 패턴의 예외는 인간의 뉴런에서 발견되었다.

하넷 등은 이 연구를 통해 인간의 대뇌 피질에서 뉴런의 약 80%를 차지하는 피라미드 뉴런이 다른 포유류의 뉴런보다 크다는 것도 발견하였다. 그런데 예상과는 다르게 인간 뇌의 뉴런은 쥐의 뇌에 있는 뉴런보다 이온 통로의 밀도가 훨씬 낮았다.

이온 통로가 많을수록 세포 안팎으로 이온을 이동시키는 데 더 많은 에너지가 필요하다. 따라서 이온 통로의 밀도가 낮은 인간은 이온 통로에 사용하는 에너지가 상대적으로 적었다. 이에 대한 설명으로 하넷 등은 이온 통로의 밀도가 낮은 인간의 뇌 기능이 더 효율적일 수 있다고 가정하였다, 이를 설명하기 위해 그들은 인간의 뉴런은 에너지를 절약하기 위해 이온 통로의 밀도를 줄이는 방식으로 진화했고, 절약한 에너지는 더 복잡한 시냅스 연결을 생성하거나 전기신호의 강도를 높이는 데 사용했다는 가정을 하였다.

나의 뇌

전기신호의 강도는 수상돌기를 따라 이동하는 거리에 비례한다. 따라서 강도가 큰 전기신호는 강도가 낮은 전기신호보다 뉴런에 더 많은 영향을 미치게 된다. 이처럼 인간의 뉴런이 그저 큰 것이 아니라 근본적으로 이온 통로 측면에서 구별된다는 사실을 통해 뉴런의 추가 에너지가 어디로 가는지, 또 인간 뉴런이 효율적으로 기능하도록 하는 특정 유전적 변화가 있는지 등이 많은 과학자에게 도전적인 연구 과제가 되고 있다.

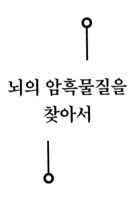

뇌의 암흑물질을
찾아서

감각기관을 통해서 뇌에 들어온 정보는 난방기의 열, 바늘의 통증, 장미 냄새, 컴퓨터 화면의 빛 또는 미적분의 계산 등 매우 다양하다. 이러한 정보를 전달 및 분석하는 과정에서 뉴런이 중요한 역할을 하고 있다. 예를 들어 사진에서 소를 알아보는 데는 1초도 걸리지 않고 소가 내는 소리를 즉시 생각해낼 수 있다. 이처럼 효율적이고 빠른 정보 전달 과정은 뉴런 내에서와 뉴런 간의 정보 전달을 통하여 근육으로 전달된다.

뉴런 내에서의 정보 전달 여부는 이온 통로를 통과하는 이온의 흐름에 따라 결정된다. 예를 들어 정보를 전달하지 않을 때 뉴런 내부와 외부의 전압 차이는 -70㎷이다. 이는 뉴런 내부의 전압이 외부보다 70㎷ 낮다는 것을 의미한다. 그러나 정보

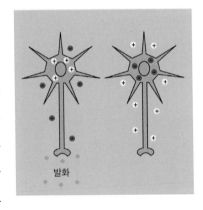

발화

가 뉴런에 전달되면 이온 통로가 열리며 뉴런 내부에는 나트륨 이

온(+)이 급격히 증가하면서 활동 전위가 발생한다. 활동 전위는 전압의 빠른 상승과 강하를 말하는데 활동 전위가 연속해서 발생하면 그 뉴런이 발화(firing)하고 있다고 한다.

일반적으로는 이온 통로를 통해서 양이온이 뉴런 안으로 들어가면 뉴런이 발화했다고 하고, 음이온이 뉴런 안으로 들어가면 뉴런이 발화하지 않았다고 한다. 이는 1과 0이라는 숫자를 통해 정보를 전달하는 디지털 신호와 유사하다. 그리고 전달되는 과정에서 활동 전위는 뇌에서 멀어지더라도 약해지거나 손실이 일어나지 않게 된다.

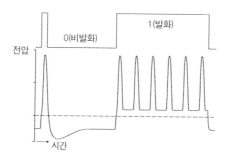

활동 전위의 형태로 축삭돌기까지 이동하면 뉴런 간의 정보 전달이 일어난다. 이때 뉴런 간의 정보 전달은 세포 사이의 작은 틈인 시냅스를 통해 한 뉴런에서 다른 뉴런으로 정보가 전달된다. 뉴런 간의 정보 전달에 관한 연구는 주로 화학적 시냅스에 대한 연구 위주로 진행되어왔다. 화학적 시냅스에서 정보가 시냅스에 도달하면 신경전달물질이라는 화학물질이 방출된다. 이 화학물질이 시냅스를 가로질러 이동하고 다음 뉴런의 수용체에 결합하는 방법으로 정보 전달이 이루어지게 된다.

최근 극피동물을 제외한 모든 동물 종의 뇌에서 화학적 시냅스의 신경전달 방식과 상당히 다른 전기적 시냅스가 발견되면서 전기적 시냅스에 대한 관심이 증가하고 있다. 전기적 시냅스는 우주에 가득하지만 미스터리한 암흑물질처럼 전자 현미경으로도 보이지 않아 뇌의 암흑물질과 같다. 그래서 지금까지도 동물의 뇌에서 전기 시냅스가 정확히 어디에서 발생하는지 또는 뇌 활동에 어떻게 영향을 미치는지와 같이 기본적인 것조차 알지 못하지만 최근 조금씩 알려지고 있다.

전기적 시냅스는 두 개의 뉴런이 연결통로에 의해 연결된 단순한 구조로 되어 있다. 전기적 시냅스는 화학물질이 소포에 의한 저장과 방출을 거치지 않고 직접 시냅스 전 뉴런에서 시냅스 후 뉴런으로 흐른다. 따라서 전기 시냅스를 통한 신호는 거의 즉각적이다. 그리고 일부 전기적 시냅스는 양방향이고 차단될 가능성이 작아 화학적 시냅스보다 안정적이다.

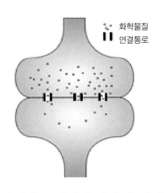

김은준 등은 생쥐를 대상으로 사회성과 인지 능력에 관련된 뉴런의 수용체 기능 약화로 일어나는 자폐에 관해 연구하였다. 그들은 사회성과 인지 능력에 관련된 뉴런에 빛 자극을 주자 전기적 시냅스를 통해 주변 뉴런들까지 한 번에 여러 전기신호를 생성하는 다발성 발화가 일어나 사회성과 인지 능력이 회복되는 것을 발견하였다.

전기적 시냅스를 통한 자폐의 회복은 신경 회로가 화학적 시냅스와 전기적 시냅스 간의 상호 작용에 크게 의존하는 것을 의미한

나의 뇌

다. 그리고 최근의 다른 연구에서도 전기적 시냅스가 화학적 시냅스로부터 영향을 받는 것으로 나타나고 있다. 따라서 뇌 발달과 기능을 위해서는 이 두 가지 형태의 뉴런 간 통신에 대한 이해가 필요하다. 하지만, 전기적 시냅스에 관한 연구는 아직 제한적이다.

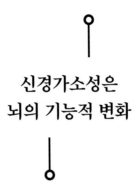

신경가소성은
뇌의 기능적 변화

컴퓨터로 열심히 작업하고 있는데 갑자기 '소프트웨어 업데이트를 사용할 수 있습니다.'라는 메시지가 나타날 때가 있다. 이처럼 주기적으로 소프트웨어 업데이트만을 받는 컴퓨터와 달리 뇌에서는 소프트웨어 업데이트뿐 아니라 하드웨어 업데이트도 자동으로 일어난다. 예를 들어 우리가 새로운 것을 배울 때 뇌는 새로운 상황에 적응하기 위해 뇌에 있는 뉴런 사이의 연결을 다시 배선하는 구조적 변화가 일어나게 된다. 그런데 뇌는 구조와 기능이 긴밀하게 연결되어 있기에 구조가 변하면 기능도 달라진다.

이처럼 새로운 상황에 적응하기 위해 뉴런 사이의 연결을 재구성하는 뇌의 구조적 변화를 신경가소성(Neuroplasticity)이라고 한다. 1960년대까지 신경가소성이라는 말은 널리 사용되지 않았다. 하지만 신경가소성은 최근 100년간 뇌과학의 가장 대표적인 연구 성과 중 하나로 손꼽히고 있다.

신경가소성을 이해하기 위해 필름 카메라를 뇌라고 가정해보자. 카메라를 사용하여 나무 사진을 찍는다고 상상할 때 필름은 나무의 이미지에 노출된다. 이미지가 유지되기 위해서는 필름이 빛에

나의 뇌

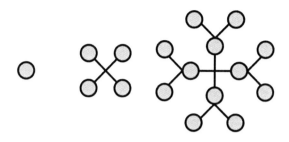

반응하고 나무의 이미지를 기록하기 위해 변화해야 한다. 마찬가지로 새로운 지식이 기억에 남아 있으려면 새로운 지식을 나타내는 뉴런 사이의 강화, 즉 신경가소성이 일어나야 한다.

1793년 말라카네(Malacarne)의 실험은 신경가소성에 대한 초기 실험이었다. 그는 같은 어미에게서 태어난 개와 새 한 마리씩을 선택하여 몇 년간 훈련하고 사후 소뇌의 부피를 측정하였다. 부검 결과, 훈련된 동물의 소뇌에는 훈련되지 않은 동물의 소뇌에 비해 더 많은 접힘과 틈새가 있으며 부피도 큰 것을 발견하였다. 이 연구는 교육 경험이 뇌의 구조에 미치는 영향을 규명하는 첫 번째 연구였다.

그리고 신경가소성의 현대적 이해에 핵심적으로 이바지한 과학자로 카할(Cajal)이 있다. 그는 현미경으로 관찰한 뇌의 조직학적 구조를 아름다운 그림으로 남겼다. 그는 시냅스의 존재를 보여주는 방법을 이용해 신경가소성 개념을 설명하는 데 필수적인 뉴런을 설명하였다. 또한 그는 1890년과 1894년 사이의 여러 간행물과 강의에서 성인 뇌 구조의 변화를 설명하기 위해 "뉴런의 연결 수를 늘리면 뇌의 용량이 증가할 수 있다"라고 주장하였다. 이는 새로운 뉴런의 생성은 불가능하고 뉴런의 연결이 고정되어 있다는 당시 과학적

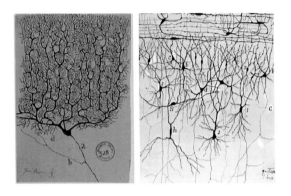

주장과는 다른 생각이었다. 성인이 된 후에도 뇌가 실제로 변할 수
있다는 카할의 생각은 신경가소성 개념의 이해에 필수적인 주장이
었다.

신경가소성이라는 용어는 뇌 영역 사이에 존재하는 뉴런 간의
연결을 강조하기 위해 1948년 코노르스키(Konorski)가 처음 사용
하였다. 그는 신경가소성은 단순히 뉴런 간의 새로운 연결뿐 아니
라 현재 존재하는 시냅스의 학습을 통한 리모델링도 포함된다고 주
장하였다. 신경가소성과 학습을 연결하는 혁명적 생각은 파블로프
학파의 고전적 조건화 실험에서 이루어진 관찰에 기반을 두고 있었
다. 이어 1949년 헤브(Hebb)는 그의 저서『행동의 조직화』에서 "두
뉴런이 시간상으로 동시에 활성화되면 이 두 뉴런 사이의 시냅스
연결이 강화될 것이다"라는 신경가소성의 아이디어를 제시하였다.
이를 계기로 신경가소성을 실험으로 입증하려는 과학자들의 노력
이 이어졌다.

와타나베(Watanabe) 등은 65세에서 80세를 대상으로 한 실험에
서 새로운 시각적 과제를 배웠을 때 세포체가 적고 수초로 싸여 있
는 축삭돌기가 상대적으로 많은 뇌의 백질에서 신경가소성을 보이

는 것을 발견하였다. 이에 반해 19세에서 32세를 대상으로 한 실험에서는 세포체가 많고 축삭돌기가 상대적으로 적은 뇌의 피질, 즉 회백질에서 신경가소성을 보였다.

시드는 나이가 들수록 회백질의 신경가소성 정도는 점점 더 제한적이지만 백질 구조를 변경함으로써 최소한 시각적으로 학습하는 능력이 유지되는 것을 발견하였다. 또한, 반복해서 훈련할수록 시각 정보 중 중요한 내용만 분별하는 능력이 좋아진 것도 발견하였다. 이처럼 뇌는 신경가소성을 통해 변화하는 요구 사항을 충족시키기 위해 끊임없이 노력하고 있다.

즉, 뇌 일부 손상을 통해서 정보를 처리하는 시냅스 연결이 손상되더라도 뇌는 신경가소성을 통해 손상을 쉽게 수정할 수 있다. 그러나 신경가소성이 항상 좋은 것은 아니라는 점에도 유의해야 한다. 나쁜 습관과 같은 일부 유형의 학습도 신경가소성 때문일 수 있다. 예를 들어, 흡연이나 과식과 같은 특정 행동을 자주 하면 뇌가 이 행동에 반응하여 변화한다. 이러한 변화로 인해 습관을 끊기가 어려울 수 있다.

어둠 속에서 식사하면
진짜 맛을 느낄까

어둠 속에서 식사하는 것과 같은 참신한 개념은 '어둠 속에선 시각을 제외한 다른 감각이 깨어난다', '냄새가 더 좋아지고, 질감, 일관성 및 온도의 차이를 더 잘 느낄 수 있어 음식의 진짜 맛 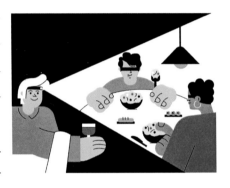 을 느낄 수 있다' 등의 이유로 몇 년 전 인기를 끌었다. 그러나 식도락가들이 종종 주장하듯이 눈의 매력이 식사의 절반이라고 하는데, 먹고 있는 음식을 볼 수 없는데도 그것이 정말 사실일까?

　음식의 맛은 혀를 통해 감지하는 맛과 오감을 통해 뇌가 최종적으로 해석해 인지하는 맛인 풍미에 영향을 받는다. 그리고 풍미에서 가장 중요한 정보는 냄새다. 따라서 이론적으로는 시각적 신호를 제거하면 후각 기능의 향상을 통해 음식의 맛과 향에 더 집중할 수 있어 풍미를 증가시킬 가능성이 있다. 그러나 우리가 보는 것이 궁극적으로 우리가 인식하는 것을 결정하는 경우가 많다. 그리고 뇌는 우리가 생각하는 것만큼 단기간에 다른 감각이 향상되지 않는다.

예를 들어 특정 백포도주를 빨간색으로 칠하면 전문가와 초보자 모두 자신이 실제로 적포도주를 마시고 있다고 생각하도록 속일 수 있다고 한다. 이처럼 시각적 신호를 제거하면 전반적인 맛과 풍미를 감소시킬 가능성이 있다고 한다. 이에 반해 영구적인 시각 상실처럼 장기간에 걸쳐서 일어나는 경우 다른 결과를 얻을 수 있다. 예를 들어 시각 장애인은 다른 사람들이 일반적으로 하지 않는 방식으로 음식을 경험할 수 있거나 소리를 더 예민하게 분리할 수 있는 능력이 있다고 한다.

이처럼 뇌에서는 장기간에 걸쳐 시각 입력이 부족하면 다른 감각이 시각의 역할을 대신할 수 있도록 일련의 변화가 발생한다. 이와 같이 감각 상실의 결과로 인한 뇌의 구조적, 기능적 변화를 이해하는 데 시각 장애는 중요한 요소가 되고 있다.

레포레(Leporé) 등은 시각 장애인은 시각 영역을 담당하는 뇌의 피질 영역이 일반인에 비해 작은 것을 발견하였다. 그러나 촉각, 온도, 고유 감각, 통각 등의 감각을 담당하는 체성 감각과 청각을 담당하는 뇌의 피질 영역은 시각 장애인이 일반인보다 더 큰 것을 발견하였다. 또한 칸즐리아(Kanjlia) 등의 연구에서도 대수 문제를 수행하는 동안 일반인은 문제 해결 작업을 위해 뇌의 수치 계산 영역

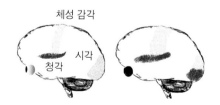

체성 감각

시각
청각

만 사용하는 것으로 나타났다. 이에 반해 시각 장애인은 뇌의 수치 계산 영역 및 시각 처리 영역을 모두 사용하는 것을 발견하였다.

바우어(Bauer) 등도 선천적으로 시각 장애를 가지고 있거나 3세 이전에 시각 장애를 가지게 된 시각 장애인 12명과 시각 장애를 가지고 있지 않은 일반인 16명을 대상으로 뇌를 비교하는 연구를 하였다. 그들은 이 연구에서 시각 장애인은 일반인과 비교해 청각, 후각 및 촉각이 향상되었을 뿐만 아니라 기억력과 언어 능력 및 감각 운동 기능이 향상된 것을 발견하였다. 또한, 정보가 흐르는 뇌 내의 물리적 고속도로라고 불리는 백질 연결에도 차이가 있었다. 시각 장애인은 일반인과 비교해 시각 기능과 관련된 영역 사이의 백질 연결은 더 적었다. 그러나 언어 및 청각 처리 등과 관련된 영역 사이의 백질 연결은 더 많다는 것을 발견하였다.

이들의 발견은 초기 안구 실명의 결과로 발생하는 구조적, 기능적 뇌 변화가 처음 생각했던 것보다 더 광범위할 수 있음을 보여주고 있다. 즉, 심각한 시각 장애가 있는 경우 뇌는 뉴런 사이에서 새로운 연결을 만들고 이 영역들 사이의 연결을 강화함으로써 실명을 보상하고 있는 것으로 보인다.

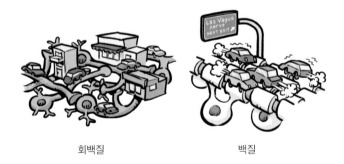

회백질   백질

실제로 위의 연구 결과처럼 선천적으로 시각 장애를 가지고 있거나 아주 이른 나이에 시각 장애를 가지게 된 사람들이 뇌의 구조적, 기능적 변화로 인해 일반인보다 뇌의 일부 영역에서 우수한 능력을 보여준다는 연구 결과가 많이 나오고 있다. 그러나 이러한 변화는 기능 중복이라기보다는 신경가소성을 통해 이전의 시각 기능과 관련된 피질의 재배치 결과라고 할 수 있다.

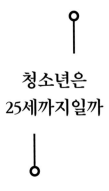

청소년은
25세까지일까

인간성을 정의하는 모든 자질의 원천인 뇌의 발달은 아마도 임신했다는 것을 깨닫기도 전에 시작이 된다. 그리고 임신 5주가 되면 첫 번째 신경세포가 뉴런과 신경교세포로 분열을 하면서 하나의 개체로 분화되기 시작한다. 이때부터 분당 최대 250,000개의 뉴런이 뇌에 생성된다고 추정하고 있다. 8주가 되면 뇌에서 전기적 활동이 시작되어 태아가 자발적 움직임을 조정할 수 있게 된다. 이후 임신 말기가 되면 행동, 사고 및 감정을 담당하는 대뇌 피질이 빠르게 발달한다. 따라서 먹고, 자고, 호흡하는 것과 같이 기본 기능을 제어하는 뇌의 부분은 태어날 때 거의 형성되어 있다.

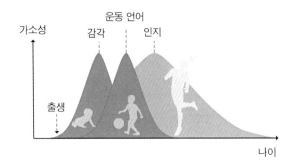

출생 후 3년 동안은 신경 회로가 가장 유연해 놀라운 속도로 정보를 흡수하고 처리할 수 있다. 먼저 시각 및 청각과 같은 감각을 지원하는 회로가 연결된다. 이어 새로운 언어 숙달, 계획, 문제 해결, 의사 결정 및 충동을 억제하는 능력과 같이 고급 인지 기능을 지원하는 회로가 연결된다. 예를 들어 출생 후 대뇌 피질에서는 초당 200만 개의 새로운 시냅스가 연결되면서 기억, 언어, 추론, 충동 제어 및 기타 능력을 제어하는 뇌 영역 전반에 효율적인 경로를 생성하게 된다.

3세경이 되면 시냅스 연결은 극적으로 느려지기 시작한다. 따라서 이 시기에는 새로운 정보를 흡수하고, 새로운 기술을 습득하거나, 기존 습관과 행동을 변화시킬 수 있도록 하는 새로운 시냅스 연결을 형성하는 데 점점 더 큰 노력이 필요하게 된다. 13살이 되면 뇌는 완전한 크기에 도달하지만 동시에 대대적인 내부 리모델링 과정으로 이어진다. 뉴런 사이의 시냅스 연결을 강화하기 위해서 회백질 일부는 제거되고 백질은 더 두꺼워진다. 이로 인해 뇌의 서로 다른 부분 사이에서 정보를 더 빠르게 공유할 수 있게 된다.

뇌가 성장하는 십 대 후반까지 뉴런의 수 및 모양의 변화는 백질보다 회백질의 확장으로 이어진다. 그러나 두개골의 크기가 변하

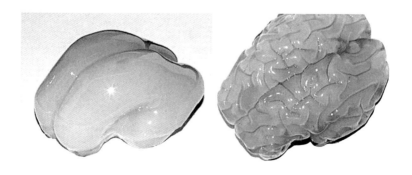

지 않는 상태에서 회백질의 확장은 회백질의 주름을 증가시킨다. 이 시기 뇌 주름의 가장 큰 변화는 인지 및 감정 정보를 처리하는 부분에서 발생한다. 25세가 되면 뇌의 리모델링이 끝나게 된다. 리모델링이 끝나면 뇌의 발달은 정체된다.

1890년 심리학자 제임스(James)가 저서 『심리학의 원리』에서 "30세가 지나면 성격이 석고처럼 굳어 다시는 부드러워지지 않을 것이다"라고 했듯이 다른 사람의 생각에 대한 개방성은 나이가 들수록 닫히는 경향이 있다. 따라서 구조적인 리모델링이 마무리된 뇌의 단점 중 하나는 자신이 생각하는 것과 본 것을 너무 확신해 유연성이 떨어진다는 점이다. 이러한 이유 때문에 나이가 들수록 새로운 기술을 배울 수는 있지만 배우는 과정이 점점 어려워진다.

예를 들면 3~7세에 미국에 간 어린이가 사춘기 이후에 간 경우보다 더 원어민 수준으로 영어를 습득한다고 한다. 또한 제닐(Zenil) 등이 9세에서 91세 사이의 참가자를 대상으로 한 연구에서 인지적 민첩성, 특히 패턴을 식별하고 빠르게 수행하는 두뇌의 능력이 25세 이후에는 감소하는 것으로 나타났다. 그러나 25세 이후

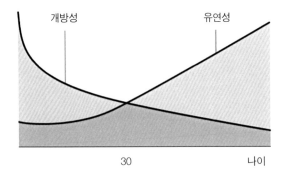

에도 깊게 이해하고 깨달아서 이를 행동과 인식, 판단에 맞출 수 있는 지혜는 갑자기 줄어들지 않고 지속해서 증가한다고 한다.

뇌의 리모델링이 끝나게 되면 경험이나 생각이 많아서 새로운 기술을 배우는 능력이 떨어진다. 그렇다고 해서 새로운 기술을 배우는 것 자체가 불가능하다는 것을 의미하지는 않는다. 따라서 경우에 따라 새로운 기술을 배우기 위해서는 자신이 생각했던 것이 없거나 본 것이 없어서 확신이 없는 어린이가 되려는 의지가 필요하다.

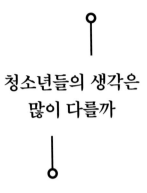

청소년들의 생각은
많이 다를까

사춘기에 들어서 성인기에 이르는 과정인 청소년기는 청소년기본법상으로 초기(9~14세), 중기, 후기(19~24세)로 나눈다. 청소년을 한 마디로 표현한다면 성인과 어린이 사이의 아슬아슬한 경계에서 방황하고 있는 시기라고 할 수 있다. 그리고 이러한 방황은 청소년기가 끝날 때까지 끝나지 않는다. 따라서 청소년기의 자녀가 부모만큼 키가 크다고 해서 완전히 성숙했음을 의미하는 것은 아니다. 예를 들어 청소년이 학교 성적이나 수능에서 높은 점수를 받을 수도 있지만 그들의 뇌는 아직 발달 단계에 있다는 것이다.

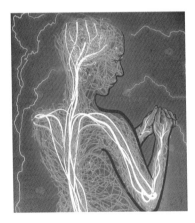

뇌는 뉴런 사이의 연결을 통하여 신체의 다른 부분과 신호를 주고받는다. 그런데 뉴런 사이의 새로운 연결은 새로운 정보를 수용하고 변화를 더 쉽게 받아들일 수 있는 뇌의 유연성에 비례한다. 예를 들어 뇌의 유연성이 뛰어난 청소년은 성장과 학습을 통하여 전

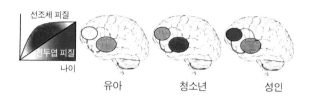

선조체 피질

전두엽 피질

나이

유아   청소년   성인

전두엽 피질에서 뉴런 사이의 새로운 연결이 폭발적으로 증가하게
된다. 따라서 추론과 사고를 수행하는 전전두엽 피질의 발달은 유
아기에서 성인이 될 때까지 계속해서 증가한다. 이에 반해 뇌의 보
상회로 영역 중 하나로 감정 처리에 사용되고 있는 복부 선조체 피
질의 발달은 청소년기를 지나며 감소한다.

　또한 유아는 복부 선조체 피질과 전전두엽 피질 간의 기능적 연
결이 미성숙한 상태이다. 하지만 청소년은 복부 선조체 피질로부
터 전전두엽 피질로의 기능적 연결이 성숙해지면서 추론과 사고의
처리 과정에서 감정의 영향을 받게 된다. 따라서 청소년은 결정을
내리는 과정에서 추론과 사고를 통한 논리적 결정을 내리는 능력이
부족하다. 그리고 행동이나 반응이 초래할 결과를 생각하지 않고
기분에 따라 즉각적인 행동이나 반응을 보이는 감정적인 경향을 보
인다.

　이에 반해 전전두엽 피질이 완전히 발달한 성인은 행동이나 반
응을 결정하는 상황에서 행동이나 반응이 초래할 결과를 고려하는
논리적인 경향을 보인다. 그리고 전전두엽 피질로부터 복부 선조
체 피질로의 기능적 연결도 성숙해져 감정의 처리 과정에 추론과
사고의 영향을 받는다.

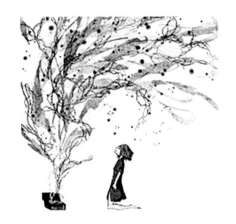

  따라서 청소년은 반드시 성인인 부모와 같은 신념과 가치관을 따르고 있지는 않다. 예를 들어 현재 재미있게 지내려는 청소년의 가치관은 미래의 기대를 요구하는 부모의 가치관과 일치하지 않는다. 이로 인해 함께 생활하고 있는 부모와 청소년이 서로 갈등을 경험하는 경우가 많다. 또한 청소년은 때때로 감정의 판도라 상자를 꺼내 감정적이거나 우울할 수 있다. 이때 청소년은 부모와의 갈등과 다양한 감정의 변화가 전전두엽 피질의 발달 과정 중에 보이는 일시적인 특성임을 이해하는 것이 필요하다.

  따라서 청소년은 선택해야 할 사항이 있다면 각 선택의 장단점에 대해서 생각해볼 필요가 있다. 그리고 이러한 상황을 분석하고 '원인-해결'을 바탕으로 한 논리적인 사고를 구축하기 위해 성인의 도움이 필요하다. 또한, 성인도 청소년이 보이는 다양한 감정의 변화가 뇌의 발달 단계에서 보이는 특성임을 이해하고 이에 대해 부정적인 감정보다는 긍정적인 감정으로 접근하려고 노력할 필요가 있다.

뇌의 본성과
새로운 경험은 작용과 반작용

지난 30여 년 동안 뇌 연구에서 가장 중요한 혁신 중 하나는 뇌가 얼마나 가소성이 있는지에 대한 이해이다. 즉, 유아의 뇌는 뉴런 사이 새로운 연결의 대규모 증식과 경로의 확립에 있어 엄청난 잠재적 유연성의 시기라는 것을 알게 되었다. 또한, 뇌는 발달 초기뿐만 아니라 인생 전반에 걸쳐 우리의 경험과 우리가 하는 일들을 반영하고 있다는 것도 알게 되었다.

예를 들어 음악이나 운동 전문가같이 특정 기술에 뛰어난 사람은 뇌의 특정 구조나 뉴런 사이의 연결이 일반인과 다른지, 또는 뇌가 기술 관련 정보를 다른 방식으로 처리하는지에 대한 연구가 진행되었다. 이를 통하여 일반적으로 현악기 연주자는 왼쪽 손 운동과 관련된 뇌의 감각 피질이, 키보드 연주자는 오른쪽 손 운동과 관련된 뇌의 감각 피질이 비 음악가보다 더 크다는 것을 발견하였다. 즉, 전문 음악가의 뇌와 비 음악가의 뇌 사이에는 손 운동과 관련된 감각 피질에서 상당한 구조적 차이가 있다는 점을 확인하였다.

더 중요한 것은, 손 운동과 관련된 뇌 감각 피질의 구조적 변화가 음악 연습 시작 나이와 상관관계가 있음을 발견했으며, 이는 조기 음악 연습이 손 운동과 관련된 뇌의 감각 피질에 더 강한 영향을 미친다는 것을 암시하였다. 또한 전문 유도 선수는 일반인보다 운동 계획 및 실행과 관련된 전두엽, 그리고 작업 기억 및 인지 과정과 관련된 전전두엽 피질 영역에서 유의하게 더 많은 회백질 부피를 가진 것을 발견하였다.

이처럼 전문가는 일반인의 뇌와 구조적 차이를 보였으며 기능적 차이도 뚜렷하게 나타났다. 예를 들어 발레 무용수는 동작 관찰과 관련된 뇌의 부분에서, 양궁 선수는 시공간 주의와 작업 기억과 관련된 뇌의 부분에서 더 높은 수준의 활성화가 일어나는 것을 발견하였다. 이에 대해 이들이 처음부터 두뇌가 달라서 전문가가 된 것은 아닐까 하는 의문을 가진 과학자도 있었다.

이와 같은 궁금증을 해결하기 위해서 3개월 동안 저글링의 특정 동작을 배우기 전과 후에 뇌를 스캔하였다. 저글링을 배운 후 움직임을 인지하는 시각 피질 부분과 손동작의 시각적 안내를 담당하는 시공간 처리 영역 부분에서 회백질이 증가한 것을 발견하였다. 그

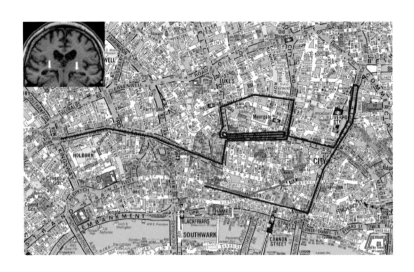

나의 뇌

러나 3개월 동안 저글링을 연습하지 않자 증가했던 회백질이 다시 감소하는 것을 발견하였다.

다른 예로 맥과이어(Maguire) 등이 수행한 런던 택시 운전사 연구가 있다. 맥과이어 등은 채링크로스 역에서 반경 6마일 이내의 2만 5,000여 개 런던 거리를 지나는 경로를 암기해야 하는 택시 운전사를 대상으로 연구를 하였다. 그들은 연구에서 택시 운전사의 공간 인식과 기억을 뒷받침하는 해마의 뒷부분에서 회백질이 증가하는 것을 발견하였다.

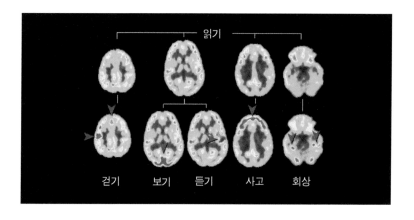

이들의 연구는, '뇌는 일단 구조가 성장하고 연결이 이루어져 발달의 종점에 도달하면 유선으로 고정된 뇌의 구조와 연결은 더는 바꿀 수 없다. 즉, 태어날 때부터 모든 뉴런을 가지고 태어나 대체품도 구할 수 없고 업그레이드나 새로운 운영 체제가 제공되지 않아 노화와 같은 미래의 피해로부터 회복할 방법은 없다'라는 뇌에 대한 초기 이해로부터의 큰 변화였다. 이와 같은 신경가소성에 대한 연구를 통해서 이제는 우리의 뇌가 자연 선택에 의한 '진화의 산물이다' 혹은 '진화의 산물이 아니다'의 문제 이전에 우리 뇌가 우리의 삶의 경험과 얼마나 얽혀 있는지를 깨닫게 되었다.

　그리고 이러한 변화는 뇌의 초기 이해에 의문을 가진 과학자들이 자기 공명 영상(MRI)과 양전자 방출 단층 촬영(PET)을 이용한 다양한 연구를 통하여 이루어졌다. 특히 PET을 이용한 운동 및 음악 분야의 뇌 이미지 연구 자료는 신경가소성에 대한 중요한 정보를 제공하였다. 이를 통해 신경가소성이 외부 세계, 즉 우리가 사는 삶, 우리가 하는 일이 우리의 뇌에서 갖게 될 중요한 역할에 주목하고 있다.

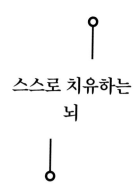

스스로 치유하는
뇌

뇌는 두개골의 보호에도 불구하고 외상성 뇌 손상과 뇌졸중 또는 질병과 같은 비외상성 뇌 손상으로부터 쉽게 손상될 수 있다. 일부 뇌 손상은 일시적으로는 심각할 수 있지만 치유할 시간이 주어지면 신경가소성을 통하여 대부분 회복할 수 있다. 그러나 뇌는 구조적으로 특정 부위가 특정한 기능을 갖게 되어 있어 신경가소성은 뇌가 무한히 가소성이 있다는 것과 동의어가 아니다.

뇌졸중같이 뇌 일부분에 영구적인 손상이 일어난 경우에도 신경가소성을 통하여 뇌의 다른 영역의 기능이 향상되기도 한다. 예를

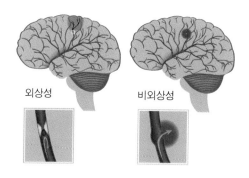

외상성   비외상성

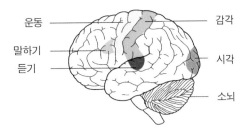

운동 ——— 감각
말하기
듣기

시각

소뇌

들어 오른쪽 팔의 움직임에 전념하는 뇌의 영역이 손상되면 오른팔의 움직임이 손상된다. 하지만 뇌의 다른 부분이 팔에서 감각을 처리하기 때문에 팔은 느낄 수 있지만 움직일 수는 없다.

이에 대한 초기 실험으로 1936년 케너드(Kennard)의 원숭이 실험을 들 수 있다. 뇌 손상 후 나타나는 운동신경 기능 회복에 관심이 있던 그는 나이가 각기 다른 원숭이들을 대상으로 하여 시차를 두고 운동 기능을 담당하는 뇌 영역을 제거하였다. 그리고 여러 달에 걸친 행동 관찰을 통해서 뇌가 손상된 원숭이의 자발적 움직임이나 잡는 능력과 같은 운동 기능 회복을 연구하였다.

케너드는 한쪽 뇌의 일부 운동 영역이 제거된 유아 원숭이는 모든 운동 기능이 매우 빠르게 회복하는 것을 발견하였다. 그리고 이 유아 원숭이가 5개월이 되었을 때 다른 쪽 뇌의 일부 운동 영역을 제거하였을 때에도 운동 회복은 상당히 느렸으나 다시 많은 전형적 동작(걷기, 오르기, 쥐기)을 비교적 쉽게 수행할 수 있는 것을 발견하였다. 성인 원숭이도 양쪽 뇌에서 일부 운동 영역의 제거 간격이 4주 이상이면 자발적인 힘(물체를 움직이고 쥐기 위해 팔다리를 의식적으로 사용하는 힘)이 완전히 없어지지 않고 일부 기능은 회복되는 것을 발견하였다.

케너드는 이 연구를 통해 어린 원숭이들이 성인 원숭이들보다 더 빠르고 완전하게 회복되는 것을 발견하였다. 이 결과를 바탕으로 그는 동물의 나이가 전반적인 운동 기능 회복과 회복 속도에 큰 영향을 미친다고 결론지었다. 그러나 나이가 회복에 영향을 미치는 유일한 요인은 아니었다.

일부 운동 영역이 제거된 경우 손과 팔의 운동 기능은 일부 손상되었지만, 전체 운동 영역이 제거된 경우처럼 크게 손상되지는 않았다. 좀 더 자세히 설명하면, 제거한 뇌의 크기가 작을수록 회복 속도가 빨랐다. 또한, 운동 기능을 담당하는 양쪽 뇌를 모두 제거하였을 때 모든 연령대에 걸쳐 완전 회복이 불가능하였다. 이것은 더 어린 나이가 항상 뇌 손상으로부터 완전한 회복을 보장하는 것은 아니라는 것을 의미하였다. 이를 통해 신경가소성이 감각이나 운동 기능과 무관한 뇌의 한 영역이 감각이나 운동 기능을 담당할 수 있다는 것을 의미하지는 않는다는 것을 알게 되었다.

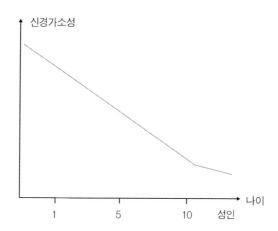

노래하는 동안 커지는
카나리아의 뇌

20세기 중반만 해도 사람이나 동물은 평생 쓸 뉴런을 가지고 태어난다는 이론이 우세하였다. 그러다 1960년대에 일부 성체 동물의 뇌에서 새로운 뉴런이 생성된다는 연구 결과가 나오면서 논란이 일기 시작하였다. 그러나 과학계에서 새로운 뉴런의 생성에 본격적으로 관심을 가지게 된 계기는 1981년 노테봄(Nottebohm) 등의 카나리아 연구였다.

새는 노래할 때 HVC라고 부르는 뇌 안의 특정 영역이 활성화된다. 이것은 RA 영역에 있는 뉴런을 자극하게 되고 이를 통해서 폐나 성대의 근육을 조절하는 뉴런을 자극하게 된다. 새가 내는 소리를 분석해보면 비브라토와 같은 음의 흔들림이 보이는데, 이 흔들림이 새끼 새에서는 크게, 어른 새에서는 작게 나타난다. 그리고 수컷 카나리아의 노래에는 매 계절 새로운 노래 음절이 추가되고 이전 음절 중 일부가 사라진다. 즉, 다음 해 번식기에 부르는 노래의 레퍼토리는 지난해 번식기에 부른 노래보다 흔들림도 작고 레퍼토리가 더 풍부하다. 즉, 새끼 새는 아빠 새한테 노래를 배운 뒤 실력을 갈고닦아 최상의 음정으로 노래를 부르며 암컷을 유혹한다.

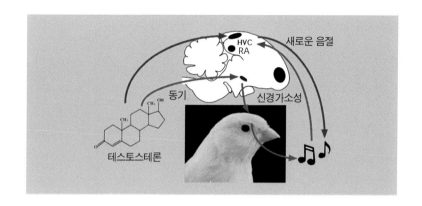

　이와 같은 새 노래의 발달에 관심이 있던 노테봄 등은 새로운 노래를 배우는 방법을 알아보기 위해 카나리아의 뇌를 연구하였다. 그들은 이 연구에서 노래를 거의 부르지 않는 암컷 뇌의 HVC가 노래를 부르는 수컷보다 훨씬 작았으나 수컷처럼 노래를 부르게 하자 HVC가 커지는 것을 발견하였다. 즉, 노테봄 등은 카나리아 HVC에서 하루에 1% 정도 새로운 뉴런이 생성되는 것을 확인하였다.

　이 결과에 대해 그들은 운동을 통해 근육을 만드는 운동 선수처럼 행동을 반복적으로 실행함으로써 새로운 뉴런의 생성과 뉴런 연결의 재구성이 일어날 수 있다고 가정하였다. 그러나 많은 과학자는 새가 노래를 부르는 것이 뇌의 노래 조절 영역의 성장을 유도한다는 사실을 의심하였다.

　노테봄 등은 이들을 설득하기 위해 DNA를 구성하는 염기 중 티민(T)의 원료가 되는 티미딘을 방사능으로 표시한 뒤 세포가 분열하는 과정에서 카나리아의 뇌세포 DNA 사슬에 끼워넣는 방법을 사용하였다. 그리고 한 달 후, 카나리아의 뇌에서 많은 수의 방사성 세포를 발견했는데 그중 많은 수가 뇌의 뉴런에서 발견되었다. 이는 성체 카나리아에서 새로운 뉴런이 만들어지고 있다는 것을 최초로 증명한 실험이었다.

이를 계기로 과학자들은 조류의 뇌에서 새로운 뉴런이 만들어진다면 사람이 속한 포유류의 뇌에서도 새로운 뉴런을 만들 수 있다고 생각을 하기 시작하였다. 이후에 쥐 등 여러 동물을 대상으로 한 새로운 뉴런의 생성에 관한 연구가 활발해졌고 이들의 결과를 통해 인간의 뇌 안에서도 새로운 뉴런이 만들어질 수 있다고 생각을 하기 시작하였다.

1999년 굴드(Gould) 등은 인간과 뇌 구조가 근본적으로 유사한 원숭이에게 브로모디옥시유리딘(BrdU)을 주입하는 방법을 사용하여 이를 확인하는 실험을 하였다. BrdU는 DNA의 빌딩 블록 중 하나인 티미딘의 합성 유사체로, 동물에 주입하면 새로 합성된 DNA에 통합되어 분열하면서 생기는 새로운 뉴런을 식별할 수 있게 해준다. 그들은 실험에서 몇 시간 후 원숭이의 대뇌 피질에 있는 뉴런의 DNA에 BrdU가 있는 것을 발견하였다.

그로부터 1주일 후 다시 관찰했을 때 새로운 뉴런들이 인지 및 지각 기능에 중요한 대뇌 피질의 여러 영역에 존재하는 것도 발견하였다. 즉, 원숭이의 뇌에서 새로운 뉴런의 생성을 발견한 것이다. 이는 원숭이와 근본적으로 유사한 뇌 구조를 가진 인간에게도 새로운 뉴런이 만들어질 수 있다는 것을 강력하게 암시하였다.

이어서 1998년 게이지(Gage) 등은 성인 암 환자를 대상으로 새로운 뉴런의 생성 실험을 하였다. 그들은 BrdU를 성인 암 환자의 뇌에 주입한 다음, 환자들이 사망한 뒤에 뇌 조직을 분석하는 방법을 사용하였다. 게이지 등은 이 연구에서 장기적인 기억과 공간 개념, 감정적인 행동을 조절하는 역할을 하는 뇌의 해마에서 BrdU를 포함하고 있는 뉴런을 발견하였다. 이 결과는 사람의 해마가 평생 뉴

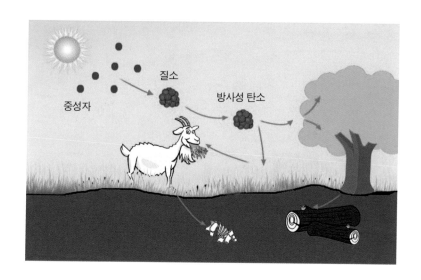

런을 생성하는 능력을 유지하고 있다는 증거로 충분하였다.

 그러나 이들의 연구는 뉴런에 라벨을 붙이는 방법으로, 독성 때문에 인간에게 적용하기에는 한계가 있었다. 이러한 한계를 보완하기 위해서 스폴딩(Spalding) 등은 방사성 탄소(C14)를 이용하여 세포가 만들어진 날짜를 측정하는 방법을 설계하였다.

 식물은 광합성을 통해서 대기 중 산소와 탄소가 결합한 이산화탄소를 흡수한다. 이 과정에서 평균적으로 1.3×10^{12} 탄소 원자 중 하나는 대기 중의 질소에 중성자가 포획되어 생성되는 방사성 탄소다. 즉, 탄소(C12)와 방사성 탄소(C14)의 비율이 일정하다. 그러나 1950년대 이후 1963년 사이에는 전 세계적으로 대기 중 핵실험이 광범위하게 진행되어 이 시기에 생성된 세포는 C14의 비율이 다른 시대보다 높을 수밖에 없다.

 따라서 핵실험이 광범위하게 진행된 시기에 태어나고 뇌의 성장이 끝난 사람의 뇌에서 C14 비율이 다른 뉴런이 확인된다면 뇌가 완전히 성장한 뒤에도 새로운 뉴런이 지속해서 생성되고 기존의 뉴런은 교체된다는 사실을 의미하게 된다.

2005년 스폴딩(Spalding) 등은 사망한 19~92세 성인 55명의 해마를 채취하여 뉴런의 DNA 속에 있는 C12와 C14의 비율을 측정하였다. 그들은 이 측정을 통하여 성인의 해마에서 매일 700개씩 새로운 뉴런이 생성되는 것을 발견하였다.

스폴딩 등의 연구를 통해서 밝혀진, 인간의 뇌가 노년기까지 새로운 뉴런을 만들 수 있다는 결과는 뉴런의 감소로 발생하는 기억 상실, 인지 감퇴, 우울증 등의 치료에 희망을 불러일으켰다. 그러나 이들의 실험과 달리 성인 해마에서 새로운 뉴런의 생성이 너무 드물어 감지할 수 없다는 바일라(Buylla) 등의 연구 결과가 나오면서 새로운 뉴런을 이용하여 뇌 질환을 치료하는 것은 아마도 헛된 꿈일 가능성이 커지고 있다.

꿈이 선물한 최초의
신경전달물질

20세기 초에도 신경계의 신호가 전기 충격을 통해 전달된다는 사실은 알려져 있었다. 그러나 화학물질에 의해서도 신호가 전달되는지는 불분명했다. 일부 과학자들은 뉴런 사이에 있는 세포질이 전깃줄처럼 연결되어 있어서 정보가 전달되는 것으로 생각하였다. 이들의 이론에 의하면 뉴런 간에 신호를 전달하기 위해서는 뉴런이 서로 연결되어 있어야 한다. 그러나 각 뉴런의 끝에는 시냅스라고 하는, 20㎚ 정도 떨어진 작은 틈이 있다. 따라서 뉴런 사이에 신호가 전달되려면 신호가 이 작은 틈을 통과할 수 있어야 하는데 이를 설명하기 위해 많은 실험이 행해졌다.

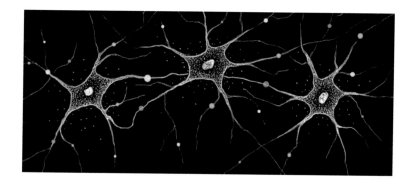

1914년 데일(Dale) 등은 뉴런에 신호가 어떻게 전달되는지 설명하기 위한 연구에서 고양이 심장 조직에서 심장 박동을 억제하는 물질을 처음 발견하였다. 그들은 후속 연구에서 최초로 정제된 이 물질이 아세틸콜린이고 부교감신경 자극과 같은 효과를 낸다는 것을 발견하였다. 즉, 그들은 아세틸콜린이 심장의 박동을 부드럽게 하고 혈관을 확장해 혈류를 촉진하여 심신을 이완 상태로 조정하는 것을 확인하였다. 그러나 아드레날린과 마찬가지로 처음에는 데일 조차도 아세틸콜린이 뉴런 사이에 신호를 전달하는 신경전달물질일 수 있다는 생각에 대해서는 확신하지 못했다.

아세틸콜린이 신경전달물질이라는 결정적인 증거를 제공한 실험으로 뢰비(Loewi)의 개구리 실험이 있다. 뉴런 사이의 신호 전달을 연구하고 있던 그는 수면 중 꿈에서 실험을 시각화할 방법을 보았다. 그는 중간에 일어나 꿈에서 본 실험을 시각화할 방법을 메모하고 다시 잠을 잤다. 그러나 다시 깨어났을 때 그는 써놓은 메모를 읽을 수 없었다. 다음 날 밤, 그는 다시 실험에 대한 꿈을 꾸었고 이번에는 꿈에서 깬 후 다시 자지 않고 바로 실험을 설계하였다.

뢰비는 두 마리 개구리의 심장을 분리하여 소금물을 채운 그릇에 각각 하나씩 넣고, 한쪽에는 전기로 말초신경계의 하나인 미주

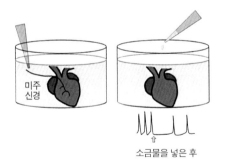

미주
신경

소금물을 넣은 후

나의 뇌

신경을 자극해 심장 박동 속도를 느리게 하였다. 그다음 그릇에 들었던 소금물을 다른 쪽 그릇으로 옮겼더니, 옮긴 쪽 그릇에 들어 있던 심장 박동 속도가 느려지는 것을 발견하였다. 이에 대해 뢰비는 말초신경계에서 분비되어 심장 박동 속도를 느리게 하는 화학물질이 식염수를 통해 두 번째 심장으로 옮겨질 수 있다고 가정하였다.

1921년 뢰비는 뉴런을 현미경으로 관찰했을 때 시냅스라는 일정한 간격이 있고, 이 사이에서 신호를 전달하는 것이 아세틸콜린이라는 것을 발견하였다. 그는 이를 신경전달물질이라고 명명했다. 이 실험을 통해 신경계에서는 근육의 운동을 조절하기 위하여 말초신경계를 통해 신호가 전달되면 시냅스 전막에서 아세틸콜린이 분비된다는 것을 알게 되었다.

아세틸콜린은 위장과 심장의 움직임에서 눈 깜박임에 이르기까지 신체의 움직임에 필요한 물질로, 중추신경계와 말초신경계 모두에서 발견될 만큼 우리 몸에 풍부한 신경전달물질이다. 그리고 신경전달물질은 뇌의 화학적 메신저

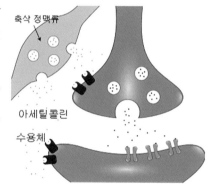

로, 뉴런 사이의 공간을 가로질러 수용체라고 하는 도킹 스테이션에 결합하고 수용체는 신경전달물질이 전달하는 신호를 이웃 뉴런에 전달하는 역할을 한다. 뢰비와 데일은 뉴런 사이에서 신호를 전달하는 신경전달물질을 최초로 발견한 공로로 1936년 노벨상을 받았다.

뉴런은
어떻게 신호를 주고받을까

버지니아 울프(Virginia Woolf)는 "뇌는 늘 징징거리고 윙윙거리고 솟구치고 으르렁대고 뛰어들다 진흙탕에 묻힌다"라고 하였다. 뇌의 이 어지러운 불협화음 중 상당수는 전혀 의미 있는 말을 하지 않는 것 같다. 예를 들어 소음 같은 그것들이 각성 및 스트레스와 같은 행동 상태와 관련이 있다고 한다. 이 과정에서 신경전달물질은 국지적인 의사소통에 관여한다. 즉, 신경전달물질은 뉴런이 다른 뉴런이나 근육 사이에 의사소통을 하는 과정에서 메신저 역할을 한다.

뉴런 간의 의사소통은 뉴런 끝에 있는 작은 구획, 즉 신경전달물질이 저장되는 소포에서 시작된다. 메시지를 전달해야 할 때까지 신경전달물질은 소포에 저장되어 있다. 뉴런이 이웃 뉴런과 의사소통을 할 때는 뉴런 내의 전압이 순간적으로 크게 변하면서 전기적 신호가 발생한다. 활동 전위라고 불리는 전압 변화는 일시적으로 뉴런을 더 높은 에너지 상태로 끌어 올리게 되고 이를 통해 소포가 터지게 된다. 그리고 활동 전위가 연속해서 발생하는 뉴런의 발화가 일어나면 신경전달물질은 인접 뉴런으로 이동하게 된다.

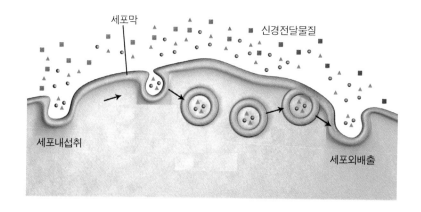

세포막

신경전달물질

세포내섭취

세포외배출

　아세틸콜린의 시냅스 신호 전달 단계로 알아보면 뉴런의 발화가 일어나면 소포에 저장되어 있던 아세틸콜린이 시냅스 틈으로 방출된다. 방출된 아세틸콜린은 시냅스 틈을 가로질러 이동하다 인접 뉴런의 수용체에 결합한다. 일련의 활동 전위 형태로 전기적 신호 전달을 마친 아세틸콜린은 인접 뉴런의 수용체에 의해 콜린과 아세테이트로 분해된다. 분해된 콜린은 그를 방출한 뉴런의 축삭돌기 말단으로 다시 수송되어 새로운 아세틸콜린 합성에 사용된다.

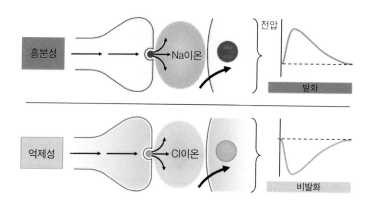

다른 뉴런에서 방출되는 신경전달물질에 따라 전기적 신호인 활동 전위가 변하게 된다. 그리고 신경전달물질은 활동 전위에 따라 크게 흥분성과 억제성으로 나뉜다. 흥분성 신경전달물질은 시냅스 후 뉴런의 수용체에 결합하여 Na 이온 통로를 열어 Na 이온을 세포막 내부로 유입시켜주는 신경전달물질을 말한다. Na 이온의 유입은 양이온의 농도를 증가시켜 인접 뉴런의 발화가 일어나 활동 전위 생성의 가능성을 증가시킨다. 그리고 흥분성 신경전달물질의 과도한 분비는 뉴런의 과잉 발화로 이어지게 된다.

이에 반해 억제성 신경전달물질은 시냅스 후 뉴런의 수용체에 결합하여 Cl 이온 통로를 열어 Cl 이온을 세포막 내부로 유입시켜주는 신경전달물질을 말한다. Cl 이온의 유입은 음이온의 농도를 증가시켜 인접 뉴런의 과잉 발화를 억제해 활동 전위 생성의 가능성을 감소시킨다.

흥분성 및 억제성 신경전달물질 방출의 불균형으로 인한 일시적인 뉴런의 과잉 발화는 의식 소실, 발작, 행동 변화 등과 같은 뇌 기능의 일시적 마비 증상을 유발한다. 대표적인 예로 과도한 흥분 상태가 만성적, 반복적으로 나타나는 뇌 질환인 간질 발작이 있다. 따라서 뉴런의 발화 가능성을 감소시키는 억제성 신경전달물질은 뇌 자극의 균형을 맞추고 뇌 기능을 원활하게 유지하는 데 매우 중요

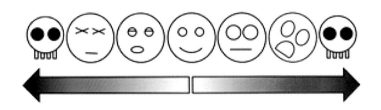

나의 뇌

한 역할을 한다.

일반적으로 신경전달물질과 호르몬을 혼용해서 사용한다. 이들은 화학적 메신저의 역할을 한다는 공통점을 가지고 있다. 그러나 신경전달물질은 신경계에서 생성되고 작용 시간이 약 0.0001초지만, 호르몬은 내분비샘에서 생성되고 작용 시간이 약 수 시간이라는 차이점이 있다. 그런데 일부 신경전달물질은 호르몬 기능이 있는 것으로 알려져 있다. 그리고 지금까지 100개 이상의 신경전달물질과 50개 이상의 호르몬이 확인되었으나 아직 얼마나 많은 신경전달물질과 호르몬이 존재하는지 정확히는 알지 못하고 있다.

호르몬과의 싸움 II

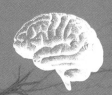

묵직하게 증가하는 나의 호르몬
호르몬과의 싸움 이겨낸 다음
― BTS ―

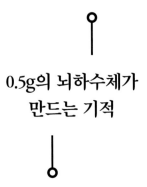

0.5g의 뇌하수체가
만드는 기적

호르몬 하면 먼저 행복이란 단어가 떠오른다. 이처럼 호르몬은 행복이란 감정과 동의어가 되어 있다. 그리고 호르몬은 성장과 발달, 생식 및 성적 특징이 나타나는 사춘기, 임신, 갱년기 등 인생의 특정 시기에만 분비된다고 생각하는 경향이 있다. 그러나 호르몬은 스트레스 환경에 노출되거나, 혈액 내 포도당이 증가하거나, 기온이 떨어지는 등 예기치 않게 직면하는 다양한 변화에 반응하여 분비된다. BTS의 노래 중 "묵직하게 증가하는 나의 호르몬, 호르몬과의 싸움 이겨낸 다음"이라는 가사처럼 분비되는 호르몬의 전쟁을 통하여 우리 몸의 각 기능이 정상적인 상태를 유지할 수 있다.

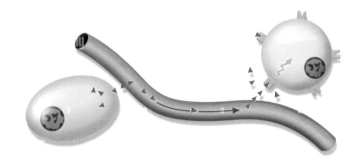

호르몬은 '불러 깨우다, 자극하다'란 뜻을 지닌 그리스어 'hormao'에서 유래한 화학물질로, 호르몬 공장이라고도 불리는 내분비샘에서 극히 미량이 만들어진다. 그리고 내분비샘은 분비물을 분비하는 관이 있는 외분비샘과 다르게 일정한 분비관이 없어 직접 혈관으로 분비한다. 혈관으로 분비된 호르몬은 혈액과 함께 이동하다 특정 유형의 세포 수용체와 결합하고 세포 수용체에 무언가를 하라는 명령을 내린다. 호르몬의 명령을 수행하기 위해 세포 수용체는 DNA에 있는 유전자 중 필요한 일부 유전자의 스위치를 켜서 세포의 기존 단백질을 변경하거나 새로운 단백질을 생성한다.

내분비샘으로는 시상하부, 뇌하수체, 갑상선, 부신 및 생식선이 있다. 시상하부는 우리 몸의 필요에 따라 분비 또는 억제하는 호르몬을 생성하여 뇌하수체의 호르몬 분비를 조절한다. 이와 같은 방법을 통해 시상하부는 뇌하수체를 다른 내분비샘과 연결하고 있다. 성인의 뇌하수체 크기는 완두콩만 하고 무게는 약 0.5g 정도에 불과하다. 하지만 작은 크기와 무게에 비해 뇌하수체는 갑상선, 부신 및 생식선을 자극하여 이들 호르몬 분비샘의 활동을 조절하는 중요한 역할을 한다. 따라서 뇌하수체를 내분비계의 중추라 하기도 한다.

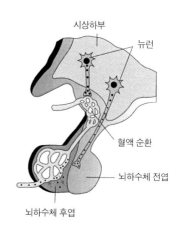

특히 뇌하수체는 뼈와 기타 신체 조직의 성장을 자극하는 성장 호르몬, 성호르몬 분비를 촉진하는 성선 자극 호르몬, 갑상선 호르몬의 합성과 분비를 촉진하는 갑상선 자극 호르몬, 신장에서 물의 재흡수를 증가시켜 소변의 양을 줄이거나 혈관을 수축시켜 혈압을 높이는 기능을 하는 부신피질 자극 호르몬 및 옥시토신 등 우리 몸에 필요한 호르몬을 분비하고 조절한다.

예를 들어, 뇌하수체는 모유를 수유할 때 부신을 자극해 옥시토신과 프로락틴 호르몬을 방출한다. 프로락틴은 유방의 젖샘에 더 많은 모유를 생산하도록 지시한다. 또한, 모유 수유 중에 발생하는 옥시토신의 분비는 아기와 강한 정서적 유대감을 형성하게 한다.

뇌하수체 호르몬 분비 장애는 크게 호르몬 과잉으로 생기는 뇌하수체 항진증과 호르몬의 부족으로 생기는 뇌하수체 저하증으로 나눌 수 있다. 뇌하수체 항진증의 대표적인 예로 거인증과 말단비대증이 있다. 이는 성장 호르몬이 과잉 분비되어 나타나는 증상인

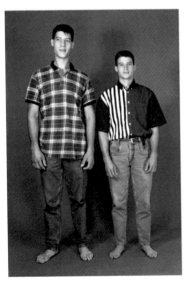
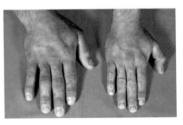
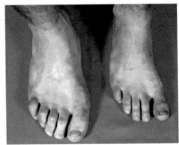

나의 뇌

데 사춘기 이전에 발병하면 거인증으로, 사춘기 이후에 나타나면 말단비대증으로 나타난다. 말단비대증은 키가 다 자란 성인이 된 후에도 성장 호르몬이 많이 분비되면서 키가 아닌 손, 발, 턱, 코끝 등 신체 말단 부위가 커지는 병이다. 그리고 뇌하수체 저하증은 여러 종류의 호르몬 분비에 이상을 유발하는데, 대개 성장 호르몬 결핍을 시작으로 성선 자극 호르몬, 갑상선 자극 호르몬, 부신피질 자극 호르몬 순으로 진행된다. 특히 어린이에게 신장을 포함한 저성장 문제를 유발할 수 있다.

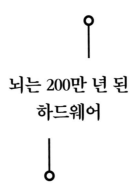

뇌는 200만 년 된
하드웨어

하나의 독립된 세포로 이뤄진 박테리아에게도 영양소에 접근하고 해로운 화학물질을 피할 수 있는 능력이 있다고 한다. 그리고 특수화된 시스템, 특히 신경계를 가진 다세포 후생동물은 진화와 함께 생존에 필요한 자극을 감지하고 대응하는 능력이 향상되어왔다. 대표적인 예로 개, 박쥐, 고래와 일부 설치류는 인간보다 훨씬 뛰어난 청각을 가지고 있다. 또한 새는 우리가 볼 수 없는 자외선을 볼 수 있고, 지구 자기장의 당기는 힘도 감지할 수 있다.

즉 생물은 생존에 필요한 것은 감지할 수 있게, 생존에 필요하지 않은 것은 감지하지 못하게 진화되어왔다. 따라서 모든 유기체, 심지어 단세포 유기체도 생존에 필요한 자극을 감지하고 반응할 수 있는 감각수용체를 가지고 있다. 이처럼 생물이 감각수용체를 통해서 신체 외부나 내부의 자극을 감지하는 것 또는 그러한 능력을 감각이라고 한다.

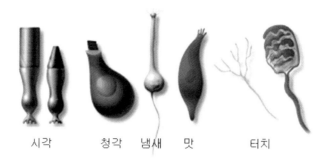

시각　　　청각　냄새　맛　　　터치

자극이 전달되는 과정을 살펴보면, 감각수용체에 의해서 감지된 자극은 뉴런의 이온 통로를 여닫아 세포막 전위를 변화시켜 활동 전위라는 전기적인 형태의 신호를 만들어낸다. 예를 들어 눈에 들어오는 빛은 눈 뒤쪽에 있는 감각 뉴런의 화학물질 방출을 유도하고 이는 활동 전위를 만들어 중추신경계에 전달한다. 이어서 중추신경계는 다른 감각 정보와 통합되어 해당 자극에 대한 지각을 생성한다.

즉, 어떤 물체가 보이는 것은 감각이고 그것이 사람이라거나 더 나아가서 나의 친구임을 아는 것은 지각이다. 지각은 그림과 같이 눈을 가리고 코끼리의 한쪽 귀를 만진 감각 정보를 뱀, 부채, 창, 나무, 벽, 밧줄과 같이 우리가 인지할 수 있는 정보로 분류하고 이해하는 것을 의미한다.

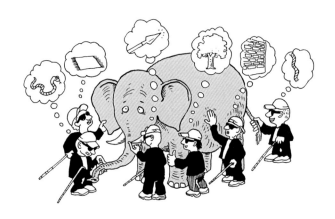

　이처럼 지각은 들어오는 감각 정보를 조직화해서 우리가 인지할 수 있고 뇌가 이해할 수 있는 정보로의 변환을 의미한다. 감각과 지각은 별개의 사건으로 보인다. 그러나 더 정확하게 감각과 지각은 연속체를 따라 발생하는 것으로 생각할 수 있다.

　이어서 나타나는 생각은 소원, 희망, 계획, 예측, 판단 및 기억을 포함하여 다양한 정신적 활동을 언급할 때 사용한다. 즉, 친구의 성품이나 나와의 관계를 종합하여 훌륭한 친구라고 알아차리는 것을 생각이라고 할 수 있다. 이처럼 생각은 의식적인 인지 과정을 나타낸다.

　중요한 입사 시험을 치른 후 발표를 기다리며 결과에 대해 생각을 하면 극도로 불안해진다. 이처럼 우리의 생각은 우리의 감정에 놀라운 영향을 미친다. 따라서 생각은 감정 앞에 나타나게 된다. 그러나 휴버맨에 따르면 기본적인 상황에서는 계층적 의미와 시간적 의미 모두에서 생각은 감정보다 나중에 나타난다고 한다.

　감정은 사전적으로는 어떤 현상이나 일에 대하여 일어나는 마음 혹은 느끼는 기분으로, 우리는 부정적 감정은 되도록 피하려 하고 긍정적 감정은 자주 느끼려 한다. 그러나 뇌는 기쁨을 느끼기보다는 끊임없이 걱정하고 위험과 문제에 대해 두려워하도록 진화되었다. 이는 지나치게 단순화한 것처럼 보이지만 인류의 조상 중 누가 생존할 가능성이 더 컸는지 생각해보면 쉽게 이해할 수 있다.

예를 들어 매일 위험한 야생으로 나가는 것을 두려워하지 않은 사람보다는 두려워한 사람이 생존하고, 그 두려워하는 유전자를 후손에게 물려주었다. 즉 뇌는 호랑이, 사자, 기아 등과 같은 물리적 위협을 두려워하며 살도록 프로그래밍이 된, 200만 년 된 하드웨어이다. 따라서 우리는 교통량이 많은 길을 건너는 것과 같이 물리적 위험이 높은 상황에서 두려움을 느끼게 된다.

또한 감정과 문화의 차이에 관한 연구로 잭슨(Jackson) 등의 연구가 있다. 그들은 동남아시아와 마다가스카르, 태평양 지역에 걸쳐 널리 사용되고 있는 오스트로네시아 언어에서 놀라움은 두려움과 밀접하게 연관되어 있지만, 동남아시아와 중국 남부에서 사용되는 타이카다이 언어에서 놀라움은 희망과 밀접하게 연관된 것을 발견하였다. 이처럼 감정은 보편적이지만, 문화 및 생물학적 진화 과정에 따라 감정을 느끼는 방식에도 영향을 미치게 된다.

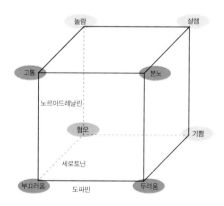

로브하임(Lövheim) 등은 호르몬이 감정에 미치는 연구에서 호르몬 수준(도파민, 노르아드레날린 및 세로토닌)과 감정 사이에 직접적인 관계가 있음을 발견하였다. 예를 들어 두려움은 낮은 수준의 세로토닌, 낮은 수준의 노르아드레날린 및 높은 수준의 도파민 조합과 관련이 있는데 이를 감정의 큐브라고 하였다.

이처럼 감정은 우리가 자신을 이해하고 올바른 결정을 내리는 데 도움이 되는 신체의 신호로, 뇌에서 분비되는 호르몬의 복잡한 상호 작용으로 조절된다. 그러나 호르몬이 완전히 배출되는 데는 90초도 채 걸리지 않는다. 따라서 90초 후에도 계속해서 두려움이나 분노 등의 감정을 느낀다면, 이것은 감정 자체의 지속이 아니라 이러한 감정을 일으키게 하는 뇌 회로를 재자극하는 생각을 계속해서 하기 때문이다. 이처럼 우리가 어떤 것에 대해 느끼는 감정은 그것에 관한 생각에 영향을 미치기도 한다.

생각 과정을 거친 감정은 행동의 단계를 거치게 된다. 예를 들어 어떤 것을 좋아한다면 그것을 사는 생각만 해도 감정이나 행동에 영향을 미친다. 그리고 행동, 특히 우리가 하게 될 것이라고 예상하지 못한 행동에 관여한다면 그 행동에 대한 우리의 생각과 감정이

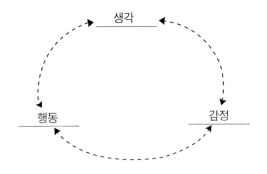

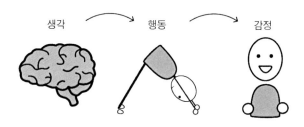

생각 → 행동 → 감정

바뀔 가능성이 크다는 것이 밝혀졌다. 이처럼 감정, 생각과 행동은 모두 연결되어 있고 관계는 거래적이다.

이는 하나가 다른 요소에 영향을 미치는 동안 그 변화가 차례로 다른 요소에 영향을 미친다는 것을 의미한다. 따라서 감정적 고통을 겪고 있다면 변화를 어디에서 만들 수 있는가 하는 질문을 던질 수 있다.

이를 이용한 대표적인 예로 인지 행동 치료(CBT)가 있다. CBT는 생각, 감정과 행동 간의 관계를 강조하고 감정이 나타내는 문제를 생각이나 행동으로 해결하려는 대화 요법이다. 만약에 환자가 "나는 실패자입니다. 나는 아무것도 제대로 할 수 없습니다. 내 진짜 모습을 보면 아무도 날 좋아하지 않을 것입니다"와 같은 부정적인 생각을 항상 가지고 있다면 CBT는 논리와 이성을 사용하여 긍정적인 생각이 환자를 통제하도록 하여 행동과 감정을 변화시킬 수 있다는 이론에 기반한 치료법이다.

이 치료법은 극단적인 감정적 반응을 보이는 경향이 있는 사람들이 주변 환경과 건강한 방식으로 상호 작용하도록 돕는 데 중점을 두고 있다. 그러나 운동이 우울증에 좋다는 것은 알고 있지만 우울할 때 운동을 하는 것처럼 감정과 다르게 생각하거나 행동하는 것이 쉬운 일은 아니다.

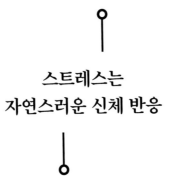

스트레스는
자연스러운 신체 반응

많은 관중 앞에서 발표하기 위해 발표 장소에 나와 사람들 얼굴을 보는 순간 심장이 빠르게 뛰고 입이 바싹 마르고 손에는 땀이 나며, 근육이 뻣뻣해지고 숨이 가빠지며 불안을 느끼게 된다. 이와 반대로 게임 중독 환자의 경우 잠을 많이 자고, 식욕은 없어지며, 상당히 무감각하고 분리된 느낌을 받는다. 이는 우리 몸이 스트레스 상태에 놓여 있음을 의미한다.

이처럼 스트레스 상황에서 우리가 불안을 느끼는 것은 교감신경계에서 스트레스 호르몬이 과분비되기 때문이다. 그러나 상황이 종료되면 교감신경계는 뒤로 물러나고 브레이크 역할을 하는 부교감신경계가 나서서 심장의 박동을 부드럽게 하고, 혈관을 확장해 혈류를 촉진하여, 심신을 이완 상태로 되돌리게 된다.

보편적으로 스트레스는 자율신경계가 얼만큼 활성화되어 있는지를 나타내는, 각성이라고 부르는 연속체상의 한 위치를 표현하는 말이다. 그리고 각성에는 심장이 빠르게 움직여 감각 예민도가 증가하는 과각성 상태와 반대로 졸리거나 집중이 되지 않고 멍한 감각 예민도가 감소하는 저각성 상태가 있다. 이때 각성의 한쪽 끝에

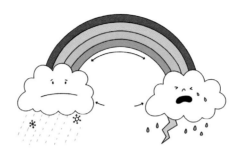

는 혼수상태가 있고 그 반대편 끝에는 심장 박동, 동공 확장, 과호흡을 유발하는 공황 발작이 있다.

스트레스는 높은 수준의 각성으로 몸을 움직이기 위한 반응으로 설계되었다. 예를 들어 먼 옛날 원시인이 사냥을 나갔다가 야생동물을 만났다고 가정해보자. 이처럼 생명을 위협받는 스트레스에 노출되면 우리 몸은 생존하기 위해 그 위험에 대항할 것인지 혹은 도망갈 것인지 반응하게 된다. 즉, 뇌와 자율신경계는 스트레스에 대항하거나 도망을 갈 때 민첩성을 높이기 위해 혈액 내로 스트레스 호르몬을 분비하게 된다.

스트레스 호르몬이 분비되면 심장 박동이 빨라지고 근육에 더 많은 혈액이 공급된다. 이때 근육은 공급받은 영양분과 산소가 풍부한 혈액을 위험에 대항하거나 혹은 도망가는 데 필요한 에너지로 사용하게 된다. 현재는 원시인처럼 포유류에게 잡아먹힐 일도 없어 도망갈 필요가 없지만, 스트레스를 받게 되면 심장이 빨리 뛰는 생리적 반응은 아직 남아 있다.

이를 자세히 설명하면, 임박한 업무 마감과 같은 환경적 요인이나 실직에 대한 지속적인 걱정과 같은 심리적인 스트레스 상황에 놓여 있다고 하자. 이 때 교감신경계가 활성화되면서 스트레스 상황에 대처할 수 있는 스트레스 호르몬인 아드레날

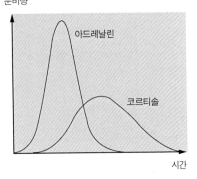

린, 노르아드레날린, 코르티솔의 분비량이 증가하게 된다. 아드레날린, 노르아드레날린은 폭발적인 에너지와 힘을 제공한다. 실제로 하버드 대학교 과학자들은 스트레스가 쥐의 교감신경계를 활성화하는 것을 발견하였다. 즉, 도전적인 것에 대항하는 노력을 기울일 때마다 쥐 뇌에서 활성화한 교감신경이 노르아드레날린을 과도하게 분비하는 것을 발견하였다.

그리고 오랫동안 스트레스가 지속되면 아드레날린, 노르아드레날린은 분비되지 않고 코르티솔만 분비하게 된다. 코르티솔은 우리 몸에서 에너지가 필요하면 간에 저장된 당분을 혈액으로 보내 필요한 에너지를 빠르게 제공하는 중요한 역할을 담당한다. 그러나 우리 몸은 단기간에 적은 양의 스트레스를 처리하도록 설계되어 있어 나쁜 결과 없이 장기간의 만성 스트레스를 처리할 능력이 없다. 따라서 장기적인 스트레스로 인해 코르티솔이 급증하게 되면 여분의 에너지를 얻기 위해 식욕을 증가시켜 비만을 유발할 수 있다.

나의 뇌

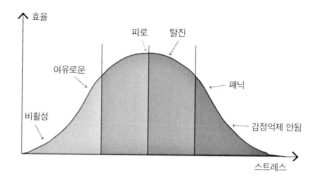

일반적으로 스트레스는 나쁘다고 생각하기도 한다. 그러나 모든 스트레스가 나쁜 것은 아니다. 예를 들어, 스트레스는 앞차와 부딪히지 않기 위해 브레이크를 세게 밟게 하는 역할을 하기도 한다. 따라서 적은 양의 스트레스는 작업을 수행하고 부상을 예방하는 데 도움이 될 수 있다. 그리고 스트레스는 사람마다 다르게 받아들이기 때문에 정확하게 정의하고 규명 내리기가 힘들다. 스트레스에 취약한 사람에게는 심한 불안과 좌절을 일으키지만 이를 잘 이겨내는 사람에게는 도전과 성취의 기회가 되기도 한다.

뇌에서 시작되는
스트레스 반응

과중한 업무, 붐비는 도시, 교통 체증 등 스트레스 요인에서 쉽게 벗어날 수 없는 현대인의 삶에서 스트레스는 피할 수 없는 존재다. 그리고 스트레스가 너무 심하면 무기력증, 심한 불안감과 자기혐오, 분노, 의욕 상실 등이 표출되는 번아웃이 발생하기도 한다. 이러한 경험 때문에 일반적으로 스트레스를 부정적인 경험으로 생각한다. 그러나 스트레스가 너무 적으면 우리는 지루하고 활력이 덜하고 내적 동기가 잘 일어나지 않는다. 그리고 첫 데이트에서 느끼는 설렘도 스트레스의 작용이다. 따라서 과학적 관점에서 스트레스를 부정적이거나 긍정적인 경험이라고 단정하여 말하기는 어렵다.

　스트레스는 내부 또는 외부 세계의 힘이 신체적 또는 정신적 건강에 영향을 미치는 자연적 사실로, 스트레스의 요인은 크게 외부 요인과 내부 요인으로 구분한다. 외부 요인으로는 직장, 다른 사람과의 관계, 일상적으로 직면하는 도전, 어려움 및 기대 등이 있다. 내부 요인은 외부 스트레스 유발 요인에 반응하고 처리하는 신체의 능력으로 영양 상태, 건강 및 체력 수준, 수면 및 휴식 시간 등이 있

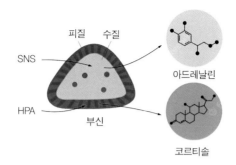

피질 수질

SNS

HPA

부신

아드레날린

코르티솔

다. 그리고 뇌에서 시작되는 스트레스 요인에 대한 반응은 아드레날린 분비를 통한 자율신경계(SNS)와 코르티솔 분비를 통한 시상하부-뇌하수체-부신(HPA) 네트워크의 활성화를 들 수 있다.

위험에 직면하면 스트레스 반응의 첫 번째 구성 요소인 편도체, 시상하부, 자율신경계 및 부신으로 구성된 SNS의 활성화가 일어난다. SNS의 활성화는 자율신경계를 자극해 다양한 비자발적 반응을 유발한다. 이때 일어나는 비자발적 반응은 나무가 자신을 향해 쓰러지고 있다는 것을 완전히 인지하기 전에 몸이 반응하는 것처럼 매우 빨리 일어나게 된다.

예를 들어 눈이나 귀로 들어온 정보는 불안, 공포, 공격성, 감정이 개입된 기억 등을 처리에 관여하는 편도체로 보낸다. 이어서 편도체는 이미지와 소리를 해석하는 과정에서 위험으로 판단되면 즉시 시상하부에 조난 신호를 보낸다. 명령 센터 역할을 하는 시상하부는 비자발적 반응을 제어하는 자율신경계를 통해 부신으로 명령을 보내고 명령을 받은 부신은 혈류로 아드레날린을 분비하게 된다.

혈류로 분비된 아드레날린이 몸을 순환하면서 신체가 위험으로

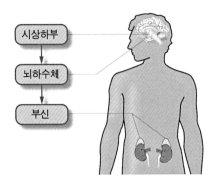

부터 보호를 받을 수 있도록 준비를 하게 된다. 이로써 심장이 정상보다 빠르게 박동하면서 맥박수와 혈압이 올라간다. 맥박수와 혈압이 올라가면 폐는 더 빠르게 호흡하면서 가능한 한 많은 산소를 흡수하게 된다. 이 과정을 통해 만들어진 여분의 산소는 뇌로 보내져 각성이 증가하여 시각, 청각 및 기타 감각이 더 선명해진다.

아드레날린과 노르아드레날린의 초기 급증이 가라앉으면서 시상하부, 뇌하수체 및 부신으로 구성되는 두 번째 스트레스 반응으로 HPA가 활성화된다. 이 네트워크는 일련의 호르몬 신호의 상호작용으로 조절된다. 예를 들어 뇌가 계속해서 무언가를 위험한 것으로 인식하면 시상하부에서 분비되는 호르몬(CRH)이 뇌하수체로 이동하여 부신피질자극호르몬(ACTH)의 분비를 유발한다. 이 호르몬은 부신으로 이동하여 코르티솔을 분비하도록 한다.

일반적으로 스트레스 호르몬으로 알려진 코르티솔은 섭취된 음식에서 당분을 분해해 글리코겐의 형태로 간에 저장하는 것을 촉진한다. 그리고 우리 몸에 에너지가 필요하면 간에 저장된 당분과 지방 세포의 지방산을 혈액으로 내보내는 중요한 역할을 담당한다. 따라서 처음 스트레스 요인을 만났을 때 에너지를 증가시켜 도망치거나 싸울 준비를 하도록 도와준다. 따라서 우리 몸은 활력을 되찾고 높은 경계 상태를 유지하게 된다. 그러나 위협이 지나가면 코르티솔 수치가 떨어지면서 부교감신경계의 '브레이크'가 스트레스 반응을 약화시킨다.

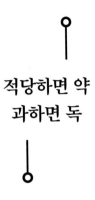

적당하면 약
과하면 독

신체적인 위협, 소음, 밝은 빛, 춥거나 높은 온도 등과 같은 스트레스 사건에 직면하게 되면 우리 몸은 생존하기 위해 그 위험에 대항할 에너지가 필요하다. 이러한 에너지를 생산하기 위해서 뇌의 여러 부분과 자율신경계가 혈액 내로 아드레날린, 노르아드레날린, 코르티솔 등과 같은 스트레스 호르몬을 분비한다.

아드레날린은 간으로 이동하여 간에 있던 포도당과 지방을 분해한다. 이 영양소가 혈액으로 흘러 들어가면 우리 몸의 모든 부분에 에너지를 공급하는 대사 활동을 증가시킨다. 또한, 아드레날린이 혈액으로 분비되면 심박수가 증가하고 혈관이 수축한다. 따라서 아드레날린은 심장마비나 호흡 곤란이나 저혈압을 동반하는 전신 알레르기 반응인 아나필락시스에 대한 치료제로 사용되고 있다.

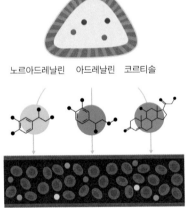

노르아드레날린　아드레날린　코르티솔

아드레날린과 비슷한 반응을 일으키는 노르아드레날린은 분노의 호르몬으로 알려졌다. 화가 머리끝까지 치밀어 오르면 가슴이 두근거리면서 혈압이 올라가기도 하는데, 그 이유는 뇌에서 노르아드레날린의 분비가 증가하기 때문이다. 그러나 노르아드레날린은 분노를 느낄 때 외에도 주의를 집중할 때, 운동할 때와 같은 자발적인 활동이 일어날 때도 분비된다.

노르아드레날린은 전신의 말초혈관을 수축시켜 아드레날린보다 혈압을 크게 상승시키지만 에너지 대사나 심장에 대한 작용은 훨씬 약하다. 또한, 노르아드레날린은 감정에도 중요한 역할을 한다. 예를 들어 낮은 노르아드레날린 분비는 혼수(에너지 부족), 집중력 부족, 주의력 결핍 과잉 행동 장애(ADHD) 및 우울증을 유발할 수 있다. 그리고 높은 노르아드레날린 분비는 매우 행복한 감정을 유발할 수 있지만 공황 발작, 혈압 상승 및 과잉 행동을 유발하기도 한다.

아드레날린이나 노르아드레날린이 분비되면 혈관이 수축하면서 혈액이 정체된다. 그러나 바로 아드레날린이나 노르아드레날린이 분해되면서 수축되었던 혈관은 다시 팽창하게 된다. 이 과정에서 혈액 내에 활성산소가 대량으로 발생한다. 활성산소는 세포 염증의 주범으로, 세포 염증이 만성화되면 암과 같은 질병으로 진행되고 노화가 촉진된다.

또한, 아드레날린이나 노르아드레날린은 자연계에 존재하는 독성 중에서 독사의 독 다음으로 독성이 강하다고 한다. 그러나 스트레스 반응의 활성화에 의해서 분비되는 아드레날린이나 노르아드레날린의 분비량이 수십억 분의 1g 정도이고 혈관을 수축시킨 후 바로 분해되므로 우리에게 심각한 영향을 미치지는 않는다.

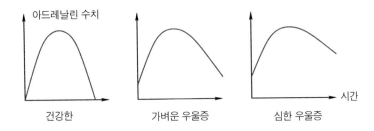

건강한   가벼운 우울증   심한 우울증

스트레스가 사라지지 않고 만성적으로 계속되면 코르티솔 수치가 천천히 증가한다. 어떤 의미에서 코르티솔의 증가와 아드레날린의 감소 사이의 관계는 양방향으로 진행된다. 아드레날린의 분비는 코르티솔의 분비에 영향을 미치고 그 반대도 마찬가지다. 코르티솔은 스트레스 반응과 관련이 있어서 종종 스트레스 호르몬이라고 불린다.

부신 기능 저하로 우리 몸에서 코르티솔을 만들어내는 능력이 떨어지게 되면 대사계, 면역계 등이 제대로 작동하지 않게 된다. 그리고 코르티솔 분비가 지속적으로 감소하게 되면 전신 쇠약, 피로감, 식욕 부진, 체중 감소, 구역과 구토, 설사, 복통 등이 동반되며 색소 과다 침착을 유발한다. 이에 반해 스트레스로 코르티솔 분비가 지속해서 상승하게 되면 불안과 우울증, 두통, 심장 질환, 기억력 및 집중력 문제, 수면 장애 등이 나타난다. 대표적 예로 목, 가슴, 배에만 지방이 몰리고 상대적으로 팔다리는 가늘어 보이는 양상이 나타나는 쿠싱 증후군이 있다.

스트레스가 심각할수록 코르티솔 수치가 높고, 정상으로 돌아오는 데 시간이 더 오래 걸린다. 이는 코르티솔은 아드레날린보다 훨씬 더 큰 운동량을 가지고 있어 정상으로 돌아오는 데 오랜 시

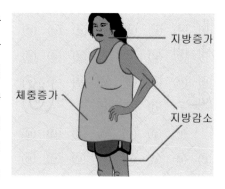

간이 걸리기 때문이다. 그러나 적절한 코르티솔 분비는 염증 억제, 혈압 조절 등의 효과가 있고 혈당 및 에너지를 증가시켜 우리 몸이 스트레스에 적절히 대응하도록 도움을 주기도 한다. 따라서 코르티솔은 호르몬 균형을 유지하고 건강을 유지하는 데 필요한 물질이기도 하다.

과호흡은
구급차 호출의 대부분이야

다양한 개인의 영향 요인이나 나이에 따라 달라지지만, 일반적으로 건강한 성인은 휴식 시 1분에 약 12~20회 호흡을 한다. 이 과정에서 주로 가로무늬 근육인 횡격막이 사용된다. 횡격막은 자율신경계의 지배도 받기 때문에 의식적으로 노력하지 않아도 음식을 삼킬 때, 말을 할 때, 노래할 때, 편안하게 숨을 쉴 때 자연스럽게 움직인다. 그러나 호흡은 의식적으로도 어느 정도 조절할 수 있다.

횡격막은 위로는 심장과 폐로 구성된 가슴과 아래로는 복강 내 장기를 분리하고 있다. 이때 횡격막은 수축과 이완을 통해 호흡을 돕는다. 횡격막이 수축하여 아래로 내려가면서 가슴 내의 압력이 낮아지면 밖에서 가슴으로 공 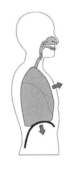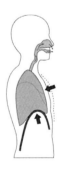 기가 들어오는 들숨을 하게 된다. 이와 반대로 횡격막이 이완하여 위로 올라가면 가슴 내의 압력이 높아져 가슴에서 밖으로 공기가 빠져나가는 날숨을 하게 된다. 이러한 과정을 통해 보편적으로 동

맥 혈액 속에는 이산화탄소의 농도가 37~43㎜Hg 범위에서 유지된다. 그리고 호흡수와 깊이 등은 우리 몸의 산소 요구와 이산화탄소 농도 등에 의해 조절된다.

횡격막을 사용하여 배가 팽창하는 깊은 호흡을 하면 산소와 이산화탄소의 적절한 교환이 일어난다. 따라서 혈중 이산화탄소의 농도가 균형을 이루어 교감신경을 자극하지 않게 되면서 노르아드레날린 수치가 떨어진다. 그러나 횡격막 호흡과 달리 배가 아닌 가슴이 팽창하는 얕은 호흡은 과호흡(분당 25~30회)을 유발하기도 한다. 이런 경우 뇌는 "오, 조심해"라고 말하면서 교감신경계를 자극하여 노르아드레날린을 분비한다.

과호흡은 다양한 신체적 이상에 의해서도 일어나지만, 신체적으로 건강한 사람에게서도 정신적인 원인에 의해 나타날 수 있다. 예를 들어 우리 몸은 스트레스를 받게 되면 호흡이 빨라지면서 얕은 호흡을 하게 된다. 이때 우리가 들이마신 공기에는 산소 21%, 이산화탄소 0.04%가 포함되어 있고, 우리가 내쉬는 공기에는 산소 16.4%, 이산화탄소 4.4%가 포함되어 있다. 따라서 얕은 호흡으로 호흡이 빨라지면 혈액 속 이산화탄소 농도가 정상 범위 아래로 떨어지게 된다.

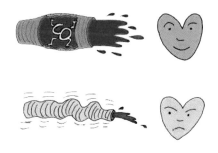

예를 들어 100m 달리기같이 짧은 거리를 전속력으로 단숨에 달리게 되면 근육은 에너지를 만들기 위해 충분한 산소와 포도당 공급을 요구하게 된다. 혈액으로 근육이 요구하는 산소와 포도당을 공급하기 위해 심박수를 증가시키고 과호흡을 하게 된다. 그러나 과호흡을 통해서 과도한 이산화탄소가 배출하면서 혈관 수축이 일어난다. 이로 인해 뇌로 가는 산소 공급뿐만 아니라 뇌 기능에 중요한 포도당도 현저하게 감소한다. 예를 들어 1분간 자발적 과호흡으로도 뇌 산소포화도가 40% 감소한다고 한다. 이로 인해 갑자기 가슴이 두근거리고 비현실적인 느낌이 들면서 어지러움, 손발 저림, 시력 저하 등을 동반하게 된다. 이러한 증세가 심한 경우 경련이 일어나면서 심장마비가 온 것처럼 느껴지는 과호흡 발작이 나타나기도 한다.

미국의 주요 도시에서 발생하는 모든 구급차 호출의 최대 60%가 과호흡 발작이라고 한다. 따라서 과호흡 발작의 예방을 위해서는 스트레스를 멀리하고 마음의 안정을 취하는 것이 중요하다. 그리고 과호흡 발작을 극복하기 위해 폐를 공기로 채우고 심호흡을 하라는 조언을 종종 하는데 이는 오히려 과호흡 발작을 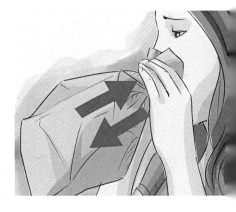 악화시킬 수 있다. 따라서 과호흡이 느껴진다면 입과 코에 질식 위험이 있는 비닐보다 종이봉투를 댄 후 천천히 호흡한다. 이를 통해 환자가 배출한 이산화탄소를 다시 들이마시도록 하여 과호흡 발작을 완화하는 것이 필요하다.

꿈에선
무엇이든 가능할까

오래전 클라리넷을 샀다. 그리고 이를 배우는 과정에서 여러 부정적인 생각이 먼저 떠오른다. '몇 년은 걸릴 거야, 힘들 거야, 포기하게 될 거야.' 그러나 책을 쓰는 것과 같이 익숙한 일을 시작할 때에는 더 많은 시간이 걸리고 힘들어도 부정적인 생각이 들지 않는다. 이처럼 우리는 익숙하지 않은 것을 해야 하는 순간 부정적인 생각이 든다. 휴버맨에 따르면 익숙하지 않은 일이나 생각을 하려고 할 때 뇌는 일반적으로 '소요 시간, 해결하는 방법, 궁극적으로 어떻게될까'의 3가지 질문에 집중하게 된다고 한다.

이 3가지 질문에 집중하는 과정에서, 이전에 비슷한 일이나 생각을 할 때 경험한 좌절을 떠올리면서 일반적으로는 부정적인 감정의 반응이 나타난다. 따라서 집중력이 높은 상태에서는 3가지 질문에 대한 집중이 높아져 익숙하지 않은 일이나 생각

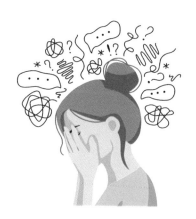

을 하는 것 자체가 스트레스이다. 그러나 수면 중에는 의식적인 상태를 유지하기 힘들어 이 3가지 질문에 대한 집중이 낮아지면서 비논리적이고 비이성적인 일이나 익숙하지 않은 생각을 하더라도 스트레스를 받지 않는다.

이를 자세히 설명하면 수면은 뇌가 쉬고 있는 비렘수면과 무의식적인 활동을 활발하게 하고 있는 것으로 생각되는 렘수면으로 구분된다. 수면 중 먼저 일어나는 비렘수면 단계는 의식이 서서히 희미해지면서 뇌의 활동량이 깨어 있을 때의 75% 정도로 줄어든다. 비렘수면은 얕은 수면으로, 의식 안팎으로 표류하는 1단계, 심박수가 느려지고 핵심 체온이 낮아지는 2단계, 깊은 수면으로 혈압과 호흡이 느려지고 심박수는 더 느려지는 3단계와 혈압, 호흡 및 심박수가 매우 낮아지는 4단계로 구분된다.

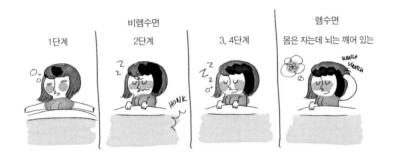

이에 반해 렘수면 단계에서는 뇌의 무의식적인 활동이 증가하여 깨어 있을 때 수준에 근접할 정도로 활동이 활발해진다. 따라서 렘수면으로 바뀌면 눈이 좌우로 움직이면서 호흡이 불규칙하게 빨라지고, 팔다리도 자주 움찔거린다. 수면 중인데도 깨어 있는 것처럼 움직인다. 그리고 렘수면 중에는 최근 경험과 최근 경험이 아닌 것 사이에 새로운 연결을 수없이 하게 된다. 즉 새로운 정보를 처리,

분석 및 유지하는 데 도움이 되는 연결을 구축하게 된다. 이를 통해서 학습하거나 경험한 것이 기존의 기억에 통합하는 기억의 안정화가 일어난다.

이처럼 다양한 경험을 연결하는 행위는 새로운 생각의 시작이라고 할 수 있다. 특히 렘수면은 어린 시절 두뇌 발달에 도움이 되는 것으로 생각되고 있다. 그리고 수면 중에 기억의 재현과 재정

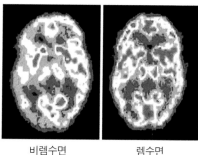

비렘수면   렘수면

리 과정에 잘려져 나온 것들이 제시되는 것을 꿈이라 한다. 특히 렘수면 단계에서 꾸는 꿈은 현실의 모습과 닮았으면서도, 비논리적이고 비이성적인 특성이 많이 있다.

예를 들면 아인슈타인은 젊었을 때 썰매를 타고 가파른 산비탈을 내려가는 꿈을 꾸었는데, 썰매가 너무 빨리 달려 결국 빛의 속도에 도달했다. 그 순간 꿈속의 별들은 다른 모습으로 변하였다. 그는 이 아이디어에 대해 명상했고 이를 통해서 유명한 과학 이론 중

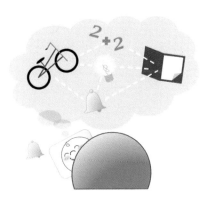

하나인 상대성 이론을 발견하였다.

또 다른 예로 1993년 하버드 의대에서 분석한, 질문과 꿈을 통한 해결 연구를 들 수 있다. 이 연구는 참가자들에게 일주일 동안 잠들기 전에 질문과, 질문에 대해 가능한 해결책과, 관련해서 그들이 꾼 꿈을 기록하게 하였다. 이 과정에서 참가자들의 절반 이상이 잠들기 전에 기록한 질문에 대한 꿈을 꿨고, 그중 4분의 1은 꿈에서 해결책을 찾았다.

하나의 사례를 들면, 질문: 최근에 한 아파트에서 더 작은 아파트로 이사했다. 새 방에 침실 가구를 배치하려고 할 때 답답하고 좁아 보인다. 더 좋은 방법이 있는지, 아니면 뭔가를 없애야 할지 고민하고 있다. 꿈: 집에 와서 모든 상자의 포장을 풀고 그림을 걸었다. 모든 것이 정말 좋아 보인다. 작은 서랍장은 찬장처럼 벽에 기대어 거실에 있는데 조화를 이루고 있다. 해본 기억이 없어서 당황스럽다. 내가 포장을 풀었는지, 다른 사람이 했는지 알 수 없지만, 마음에 든다. 해결: 실제로 했을 때 거기에 잘 맞아서 그대로 두었다.

이처럼 수면 중에는 비논리적이고 비이성적인 일이나 생각을 해도 '소요 시간, 해결하는 방법, 궁극적으로 어떻게 될까'의 3가지 질문에 의식적인 집중을 하기 어려워 스트레스를 덜 느끼게 된다. 따라서 새로운 생각이 수면을 통해서 발현되는 경우가 종종 있다.

나의 뇌

익숙하지 않은 일은
집중과 수면 부족으로

코로나19로 사회적 거리 두기가 시행되면서 원격 및 재택근무, 화상회의 등 비대면 업무 처리 방식 확산이 가속화되었다. 이를 통해 업무 환경에도 많은 변화가 일어났다. 또한 식사, 사교, 운동, 오락 등 모든 종류의 활동과 관련된 수많은 의사 결정이 제한되었다. 이에 따라 우리가 무엇을 하고자 하는 동기나 의욕이 타의에 의해서 통제를 받아야 하는 현실에 우리의 몸과 마음이 많이 불편해진 상태였다.

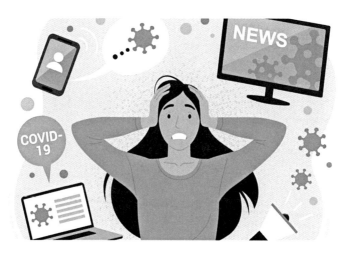

이를 반영하듯, 코로나19 이후 글로벌 수면 연구에 의하면 응답자의 48%가 코로나19로 인해 스트레스를 받았다고 응답하였다. 한국인은 이보다 많은 61%가 코로나19로 인해 스트레스를 받는 것으로 조사되었다.

스트레스는 신경계와 신체의 생리 현상에 과도한 부하를 주어 불안 및 우울증을 초래하고, 기억과 관련된 단백질 변화를 유도하기도 한다. 동물 실험에서 만성적이고 심한 스트레스는 의식적으로 하는 기억인 명시적 기억력을 손상하는 것으로 나타났다. 다행히도 뇌는 진화 과정에서 정신적 육체적 균형과 안정을 깨트리려고 하는 스트레스에 대해 회피 또는 투쟁 반응을 보이도록 진화되어 왔다.

예를 들어 레리(Leri) 등은 특정 방에 들어온 쥐에게는 포도당 대사를 차단하는 약물을 주사하여 갑자기 포도당이 떨어져 배고픔을 경험하게 하였다. 그리고 다른 방에 들어온 쥐에게는 물을 주사하였다. 배고픔을 경험한 쥐의 혈액에는 그렇지 않은 쥐에 비해 스트레스 호르몬 수치가 높았다. 그리고 쥐는 방을 선택하는 과정에서 배고픔을 경험한 방을 피했다. 즉, 쥐가 스트레스를 다시 경험하고 싶지 않아 스트레스를 경험한 방을 피하는 것을 발견하였다.

전통적으로 스트레스를 떠올릴 때 재정, 슬픔, 분노 또는 좌절에 대한 걱정 같은 감정적 또는 심리적 스트레스를 생각한다. 물론 감정적 스트레스는 삶에 큰 영향을 미칠 수 있지만, 똑같이 중요한 두 가지 다른 스트레스 요인이 있다. 바로 교통사고나 낙상과 같은 외상이나 수면 부족과 관련된 신체적 스트레스와 식품, 약물, 알코올, 스모그 공기 및 꽃가루같이 섭취나 흡입과 관련된 환경적 스트레스이다.

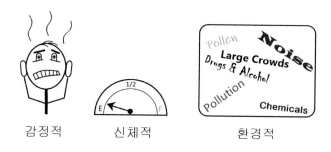

감정적   신체적   환경적

예를 들어 뭔가 먹고 싶다는 신체적 스트레스를 받게 되면 우리는 이를 해결하기 위해 냉장고를 열거나, 찬장을 뒤지는 등 음식물을 찾아 주방의 곳곳을 뒤적거린다. 그러나 냉장고에서 재료를 찾아 막상 익숙하지 않은 음식을 만들려고 하면 뇌에서는 '어떤 음식을 만들까? 만드는 데 걸리는 시간은? 결과는?' 같은 분석과 예측 과정이 진행된다. 보편적으로 뇌에서 일어나는 분석과 예측 과정에서 과거의 실패 등 부정적 경험을 떠올리면 부정적인 심리적 스트레스가 증가하게 된다. 이는 우리의 뇌가 위험을 감지하고 가능하다면 피하도록 진화되어왔기 때문이다. 이러한 이유로 우리는 음식을 만드는 것이 귀찮아 포기하기도 한다.

우리가 어떤 일을 하기 위해서 분석과 예측 과정에서 받는 부정적인 심리적 스트레스를 낮추는 방법으로 수면 부족과 집중을 들 수 있다. 뇌에서 일어나는 분석과 예측 과정이 정상적인 상태에서는 잘 지켜지는 데 반해 수면 부족 같은 비정상적인 상태에서는 지켜지지 않는다. 따라서 수면 부족 상태에서는 부정적인 심리적 스트레스 문턱이 높지 않다.

예를 들어 정상적인 상태에서 배가 고프다면 이를 해결하기 위해 대충 끼니를 때우기 위한 가장 간단한 방법보다는 제대로 된 한

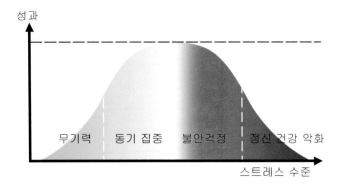

끼 식사를 위한 방법을 찾다가 부정적인 심리적 스트레스 문턱을 넘지 못하고 포기하게 된다. 그러나 수면 부족 상태에서 배가 고프다면 의식적인 상태를 유지하기 힘들어 분석과 예측 과정이 필요한 부정적인 심리적 스트레스 문턱은 낮아진다. 이에 반해서 뭔가 먹고 싶다는 신체적 스트레스 문턱은 낮아지지 않는다. 따라서 의식적 집중이 필요한, 제대로 된 한 끼 식사보다는 끼니를 때우기 위한 가장 간단한 방법을 찾게 된다.

부정적인 심리적 스트레스에 대처하는 다른 하나는 집중이다. 예를 들어 정상적인 상태에서 뭔가 먹고 싶다는 생각이 들면 뇌가 먹는 것에 집중하게 되면서 신체적 스트레스가 증가하게 된다. 이에 반해 부정적인 심리적 스트레스 문턱은 변하지 않는다. 따라서 부정적인 심리적 스트레스 문턱이 상대적으로 낮아진 것처럼 느껴진다. 따라서 이때는 의식적 집중이 가능해 배가 고프다면 이를 해결하기 위해 대충 끼니를 때우는 가장 간단한 방법보다는 제대로 된 한 끼 식사를 위한 방법을 찾게 된다. 이처럼 집중을 통해서 분석과 예측 과정에서 받는 부정적인 심리적 스트레스 문턱을 상대적으로 낮출 수 있다.

나의 뇌

작심삼일이란
말이 왜 나왔을까

유아기인 만 2세부터 초등학교 입학 전까지는 뉴런 사이의 시냅스 연결은 미발달된 상태이다. 그러나 시냅스의 수는 이후에 폭발적으로 증가한다. 따라서 이 시기에 시냅스 연결이 최고조에 이르게 된다. 하지만 정리가 안 된 옷장의 옷을 찾기 어려운 것처럼, 시냅스의 연결은 많지만 산만하게 연결되어 효율적인 네트워크를 형성하지 못하고 있다. 안 입는 옷을 정리하면 필요한 옷을 쉽게 찾을 수 있듯이, 유아기를 지나면서 성장 발달을 위한 학습 및 교육을 통해 사용하지 않는 시냅스의 연결은 도태되고 자주 사용하는 시냅스의 연결은 강화된다. 이 과정을 통해서 정보 전달이 가능한, 효율적인 네트워크를 형성하게 된다.

아직 뇌가 완성되지 않은 유아기의 특성 중 하나로, 흥미 있는 것에 몰입하는 모습이 있다. 예를 들어 어떤 아이는 공룡에 빠져 고대 공룡의 종류부터 특징까지 백과사전

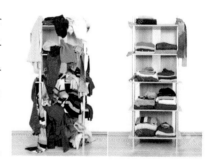

처럼 줄줄 외는가 하면, 또 어떤 아이는 동화책에 빠져 수십 권의 책 내용을 줄줄 외는 경우도 많다. 이처럼 유아기에는 자신이 좋아하는 것에 빠지면 시간이 가는 줄도 모르고 몰입에 탁월한 능력을 발휘한다.

이와는 달리 유아기가 지나 학창 시절이 되면 '방학 숙제를 매일 조금씩 집중해서 해야지' 하고 계획을 세우곤 한다. 하지만 개학을 며칠 앞두고 밀린 일기들을 급히 쓰면서 날씨가 기억나지 않아 곤혹스러웠던 경험을 한 번쯤 해보았을 것이다. 또한 성인이 되어서도 이와 같은 경험을 많이 하게 된다. 지금까지 새로운 계획을 실행하다가 몰입하지 못하고 중간에 포기했던 경험을 떠올려보면 나열할 수 없을 정도로 많이 있다.

이는 기억, 학습 및 몰입에 도움을 주는 아세틸콜린의 분비와 관련이 있다. 유아기에는 큰 노력을 기울이지 않아도 아세틸콜린이 자동으로 분비된다. 이와 달리 아세틸콜린이 자동으로 분비되지 않는 성인은 새로운 것을 배우는 것에 먼저 경계를 한다. 이어서 경험을 통해 축적된 지속 시간, 어려움, 실패 경험 등 문제를 해결하기 위해 정해진 일련의 논리적 사고 과정을 거치게 된다. 이를 통해서 성인은 심적 동요, 즉 불안의 감정이 증가하게 된다. 따라서 새로운 것을 배우기 전에 스트레스 시스템이 켜지며 아드레날린과 노르아드레날린이 분비된다.

일반적으로 아드레날린은 신체적인 위협, 소음, 밝은 빛, 춥거나 높은 온도 등의 스트레스 환경에 처했을 때와 같이 스트레스를 받는 동안에 왕성하게 분비되는 경향이 있다. 이에 반해 노르아드레날린은 분노를 느낄 때, 주의를 집중할 때, 운동할 때와 같이 적극적으로 스트레스를 주는 요인에 대처하기 위해 자발적인 활동 중에 분비되는 경향이 있다.

예를 들어 스트레스를 받게 되면 몇 분 안에 아드레날린이 혈액으로 보내져 심장, 폐, 근육과 같이 상대적으로 중요한 기관으로의 혈액 공급은 증가하게 된다. 따라서 심장 박동이 빨라지고 땀이 나기 시작하

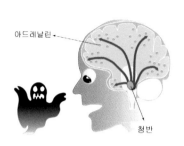

며 벗어나고 싶은 마음 등 특정 반응이 나타난다. 이는 아드레날린이 중심에 있는 투쟁 도피 반응 때문에 나타나는 현상이다. 이에 반해 노르아드레날린은 지방을 분해하며 포도당 수치를 증가시켜 투쟁 도피 반응에 필요한 에너지를 뇌와 신체에 제공한다.

성인도 스트레스 시스템이 켜지기 전에 어린이처럼 아세틸콜린이 분비된다면 새로운 것에 쉽게 도전할 수 있다. 그렇지 않은 상태에서 성인이 새로운 것에 도전하는 것은 쉬운 일이 아니다. 마음먹고 새로운 것에 도

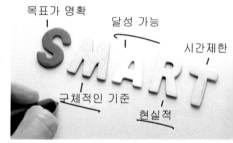

전하다 포기하는 일이 오죽 많았으면 '작심삼일'이라는 사자성어가 나왔을까?

이를 뒷받침하듯이 스크랜튼 대학의 연구에 따르면 새로운 것에 도전하는 계획을 세우고 목표를 달성하는 사람은 8%에 불과하다고 한다. 이 8%는 목표를 달성하지 못한 92%와 어떤 게 다를까? 이들의 연구에 따르면, 계획을 세우고 목표를 달성한 사람은 매우 구체적인 목표를 가지고 시작한다고 한다.

따라서 성인은 새로운 것에 도전할 때 구체적인 목표를 먼저 설

정하는 것이 필요하다. 그리고 구체적인 목표는 달성해야 하는 목표가 명확하고, 진행 상황을 측정하기 위한 구체적인 기준이 있어야 한다. 또한, 현실적으로 달성할 가능성이 크고, 시간제한의 요소를 가지고 있어 긴박감을 제공하여야 한다고 한다.

몰입은
엔트로피 감소가 필요해

우리는 일생을 살아가면서 수많은 계획을 세운다. 돈을 많이 벌어 행복하게 살기를, 명예를 얻어 남들에게 부러움을 사기를, 권력을 얻어 다른 사람 위에 군림하며 살아가기를 바란다. 그러나 부, 명예, 권력을 가진 그다음(Apres cela)을 생각하면 이 같은 물질적 만족만으로 행복을 느끼는 사람은 많지 않다. 그리고 기본적인 수준의 경제적 토대가 마련된 뒤엔 부, 명예, 권력과 같은 물질적 풍요는 인간의 행복에 그다지 큰 영향을 미치지 않는다고 한다.

하버드 대학교 행복 전문가인 길버트(Gilbert) 등의 연구에 따르면 자신이 애정을 갖는 일에 집중, 즉 몰입한 사람들은 그렇지 않은 사람들보다 훨씬 더 높은 수준의 행복을 느낀다고 한다. 예를 들어 물질적 풍요가 없는 예술가들도 몰입하는 동안 배고픔, 피로, 심지어 자신의 정체성도 의식에서 사라진 행복을 경험하게 된다고 한다.

몰입이 행복을 줄 것을 알지만 한 설문조사에 따르면 99%의 학생이 벼락치기를 해봤다고 한다. 매일매일 해야 하는 일에 몰입한다면 굳이 막판에 닥쳐서 벼락치기를 하지 않아도 된다는 사실은

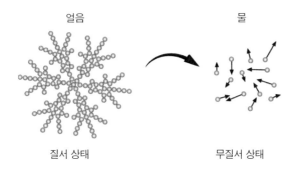

얼음　　　　　　　　　　물

질서 상태　　　　　　　　　무질서 상태

누구나 다 알고 있다. 이처럼 원하는 시간에 몰입할 수는 없는 우리
는 매우 흔하게 몰입의 실패를 경험하게 된다.

　이를 쉽게 설명하면 자연에서 일어나는 변화의 방향은 인위적인
조작을 가하지 않는 한 무질서 상태, 즉 엔트로피(Entropy)가 증가
하는 방향으로 일어난다. 따라서 질서 상태인 어떤 일에 대한 몰입
은 자연적으로 일어나지 않기 때문에 인위적인 조작이 필요하다.

　예를 들어 인터넷 방송 진행자 리치(Rich)의 사례를 보면 그는 바
쁜 방송 일 때문에 책을 쓰는 일에 몰입할 수 없었다고 한다. 즉, 책
을 쓰려고 시도는 하였으나 이때마다 의욕을 가지고 집중을 유지하
는 것이 어려워 책을 쓰는 일에 몰입할 수 없었다고 한다.

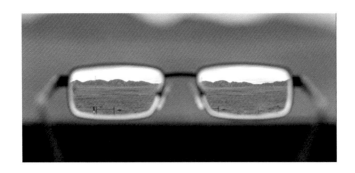

그러나 책 출간과 관련된 회의를 마치고 마감일을 정했을 때 얼마 남지 않은 마감일과 같은 인위적 조작은 그에게 마치 전원의 스위치가 들어오는 것 같았다고 한다. 즉, 긴급한 상황이 되고 실제 필요성을 인식한 뇌에서 급격한 상태 변화가 일어났다. 일단 책을 쓰기 시작하자, 내 안에 숨어 있던 초인적인 힘이 생긴 듯이 추진력이 생기며 행복해졌다고 한다. 따라서 몰입 상태에 있을 때 평소에 어렵게만 느껴지던 난제들이 쉽게 풀리기도 한다고 한다.

대표적인 사례로 다이슨의 먼지봉투 없는 청소기를 들 수 있다. 다이슨은 청소기의 먼지봉투에 먼지가 쌓이면서 흡입력이 약해지는 것을 발견하였다. 이 문제가 오랜 시간 동안 해결되지 않았다는 사실에 놀란 그는 먼지봉투 없는 청소기를 만들 생각을 하게 되었다. 수천 번의 실패에도 아랑곳하지 않고 제품 개발에 몰입한 결과 1979년 마침내 먼지봉투 없는 청소기를 개발하였다. 다이슨이 만든 청소기는 출시된 지 18개월 만에 영국 내 판매 순위 1위에 올랐다.

칙센트미하이(Csikszentmihaly)는 『몰입(Flow)』에서 몰입 상태에 있을 때 가장 기분이 좋고, 이때 최고의 성과를 낸다고 하였다. 더 구체적으로 말하면, 몰입은 당면한 작업에 너무 집중하여 어떤 일도 수월하게 해내는 능력으로 의식의 흐름과 행동 사이의 경계가 사라져 행동과 인식의 융합이 일어나는 상태를 의미한다.

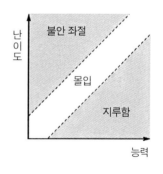

몰입을 유지하거나 그 상태에 도달하는 것은 자연적으로 일어나지 않으며 인위적 조작이 필요한데, 칙센트미하이는 몰입을 유지하

려면 활동의 복잡성이 증가해야 한다고 하였다. 그러나 해외공연 경험이 없는 가수가 해외공연을 하는 것같이 활동의 복잡성이 너무 큰 경우는 불안을 느낀다고 한다. 또한 이미 해외공연 경험이 있는 가수가 대학에서 공연하는 것같이 활동의 복잡성이 너무 작아도 지루함을 느낀다고 한다.

코틀러(Kotler)도 『슈퍼맨의 부상』에서 몰입에 도달하기 위해 다음과 같은 3가지 조건을 제시하였다. 하루가 끝날 때 다음 날의 가장 어렵고 가장 보람이 있는 일부터 목록을 순서대로 정렬한다. 목록에 있는 가장 어렵고 가장 보람이 있는 일부터 시작하고 멀티태스킹을 하지 않는다. 매일 완료하는 명확한 목록 확인을 통하여 감각적 성취감을 느끼게 하도록 한다고 하였다.

나의 뇌

마감 시간이 되어서야
집중되는 이유는

우리의 뇌는 대부분 움직임과 행동을 관장하고, 신체의 항상성을 유지시킨다. 뇌혈관이 막히거나 터져서 뇌 일부분이 죽게 되면 그 부분에서 담당하던 기능에 장애가 오게 된다. 그러나 뇌졸중으로 신체의 움직임을 관장하는 뇌 부위인 한쪽 운동 피질 영역이 손상을 입었을 때도 손상 후 몇 주에서 몇 달 사이에 상당한 자발적 회복이 일어난다. 이는 손상되지 않은 다른 반구의 운동 피질에서 손실된 기능을 보상하기 위해 남아 있는 기능을 최대화하는 과정에서 일어나는 신경가소성의 예이다.

유전적으로 신경가소성은 미성숙한 뇌가 감각 정보를 처리하기 시작하는 시기부터 나타나는 정상적인 뇌 발달 과정이다. 그리고 신경가소성은 근육을 단련하는 운동부터 무언가를 배우는 학습이나 사람들 사이에 유기적인 관계 형성까지 모든 외부의 자극과 경험을 통해서 일어나기도 한다. 이처럼 뇌가 경험에 반응하여 끊임없는 구조적 및 기능적 변화가 일어나기 위해서는 집중이 필요하다.

일반적으로 성인은 중요한 일에 집중할 때 침착하고 합리적인

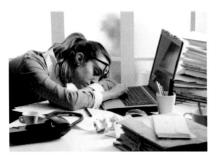

반응 모드로 작동하면서 스트레스를 덜 받게 된다. 그러나 뇌는 중요한 일이라고 모두 집중을 동반하지는 않는다. 예를 들어 체력 관리, 전문성 개발, 책 집필 등 외부의 자극과 경험을 제공하는 일은 중요하긴 하지만 대개 오늘 당장 혹은 이번 주 내에 하지 않아도 크게 문제가 되지 않아 마감일까지 늑장을 부리며 일을 미루는 경우가 많다. 따라서 중요성은 집중을 끌어내는 데 절대적인 조건이 아니다.

예를 들어 학기 초에 주어진 기말 과제처럼, 중요하지만 긴급하지 않으면 집중하지 못하고 있다가 기한이 다 되면 몰아서 하는 경우가 많다. 정신없이 하다 보면 마음은 급한데 일은 진전이 없는 것 같다는 생각이 들면서 이는 스트레스가 되어 일을 망치게 된다. 뒤늦게 과제를 미리 조금씩 하지 않은 것에 대해 후회를 하게 된다. 하지만 긴급한 일을 하지 않으면 결과가 즉각적이기 때문에 긴급한 일에 집중하게 된다. 따라서 신경가소성이 일어나기 위해 일에 집중하게 하는 외부의 조건으로 중요성과 긴급성을 들 수 있다.

이에 관한 대표적인 사례로 머제니치(Merzenich) 등의 연구가 있다. 머제니치 등은 심각한 비상사태가 일어나 매일 식량 배급을 받아야 하는 상황에서 배급을 받기 위해 배워야 하는, 중요하면서 긴급한 목표를 보여주었더니 집중도가 높아지는 것을 확인하였다. 이로 인해 신경가소성의 변화 정도가 그렇지 않았을 때보다 더 큰 것을 발견하였다. 이를 통해 성인도 중요하고 긴급한 일에 집중하면 어린 시절만큼 신경가소성이 일어날 수 있음을 알게 되었다.

이를 반영하듯 아이젠하워(Eisenhower)도 일하는 우선순위를 정하는 방법으로 중요성과 긴급성을 들었다. 또한, 그는 집중하여 일하는 우선순위를 지정하는 방법을 중요성과 긴급성에 따라 4개로 분류하였는데 긴급성보다 중요성을 우선해야 할 일로 분류하였다.

과학적으로 뇌가 경험에 반응하여 끊임없는 구조적 및 기능적 변화가 일어나기 위해서는 뇌에서 신호 전달을 매개하는 물질인 아세틸콜린이 필요하다. 크누센(Knudsen)의 연구에 따르면 아세

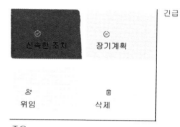

틸콜린이 분비된다면 성인의 뇌에서도 어린 시절처럼 강한 신경가소성이 나타난다고 한다. 즉, 신경가소성이 일어나기 위해서는 아세틸콜린의 분비가 필요하다. 그런데 아세틸콜린의 생성을 위해서는 체내에서 아세틸콜린으로 합성되는 콜린이 필요하다.

소량의 콜린은 간에서 자체 합성하지만, 필요량의 대부분은 달걀, 콩, 브로콜리 같은 식품을 통해서 섭취하게 된다. 그런데 대부분의 성인은 콜린 하루 권장 섭취량(성인 기준 425~550㎎)보다 적게 섭취하고 있는 것으

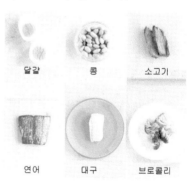

로 알려져 있다. 이처럼 식품으로 제공되는 필수 영양소 결핍 시 뇌의 기능을 저하시킬 수 있다고 한다.

성장 사고방식과
고정 사고방식

우리는 대화 중에 긍정적인 것에 집중하고 긍정적인 단어와 용어를 사용하는 경향이 있다. 그 예로 소셜 미디어 게시물에는 부정적인 단어보다 긍정적인 단어가 더 많다. 이처럼 정신적으로 건강하고 우울증을 앓지 않는 사람들은 부정적인 것보다 긍정적인 것에 집중하려고 한다. 또한, 우리는 기억된 것을 다시 떠올려 생각하는 회상에도 부정적인 것보다 긍정적인 것을 더 많이 회상하는 경향이 있다.

예를 들어 우리는 배우자와의 첫 데이트를 회상할 때 대화가 얼마나 긴장되고 어색했는지보다는 설렘이 기억난다. 이처럼 과거의 경험을 실제 일어난 것보다 더 긍정적으로 해석해 행복을 느끼려 하는 것을 폴리 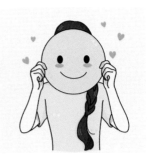 아나(Pollyanna) 원리라고 한다. 이는 부정적인 사고방식보다 긍정적인 사고방식을 선택하는 긍정 편향 이유를 설명하는 원리의 일부이다.

실제로 1979년 매틀린(Matlin) 등의 연구에 따르면 우리는 부정적인 자극보다 긍정적인 자극에 더 많은 주의를 기울이고, 즐겁고 안전한 것보다 불쾌하거나 위협적인 것을 인식하는 데 시간이 더 오래 걸린다고 한다. 또한 회상이 지연되는 과정에서 선택적 회상이 발생할 가능성이 더 크다고 한다. 이 과정에서 뇌는 유쾌하고 기분 좋은 정보를 불쾌한 정보보다 정확하고 빠르게 처리한다.

　또 다른 많은 연구에서 우리는 나이가 들어감에 따라 부정적인 정보보다 긍정적인 정보를 더 많이 기억하는 경향이 있다고 한다. 따라서 일반적으로 나이가 들수록 긍정적인 생각이 더 강하게 나타난다. 이러한 결과에 대해 과학자들은 인지 저하 또는 필요한 정보에만 주의를 기울이는 인지 처리의 결과라고 한다.

　긍정적인 생각에 대한 편향이 건강한 인지 저하 또는 인지 처리로 유발되었는지와 관계없이, 나이가 들수록 삶의 긍정적인 것에 더 집중할 가능성은 더 크게 나타나게 된다. 그리고 의식적이든 무의식적이든 우리가 자신에 대해 가지고 있는 생각은 우리 삶의 거의 모든 측면에 영향을 미칠 수 있다고 한다.

　드웩(Dweck) 등은 지능에 대한 학생들의 생각에 관심을 가지게 되었다. 그들은 2006년 연구를 통하여 기본 지능 수준은 바꿀 수

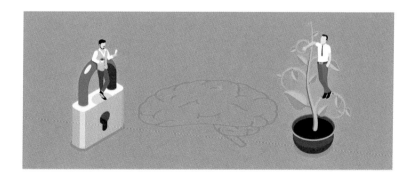

없다고 부정적으로 생각(고정 사고방식)하는 그룹과 노력하면 똑똑해진다고 긍정적으로 생각(성장 사고방식)하는 그룹으로 구분되는 것을 발견하였다. 사고방식은 서로 다른 학습 행동을 일으키고, 이는 차례로 서로 다른 학습 결과를 낳기 때문에 매우 중요하다.

드웩 등은 7학년 학생들을 대상으로 2년에 걸친 후속 연구에서 사고방식이 다른 학생들의 외적 보상과 성취도의 관계를 연구하였다. 보편적으로 성장 사고방식을 가지고 있지만, 학습이 필요하거나 자존감이 낮은 학생들에게는 노력에 대해 칭찬과 같은 외적 보상을 주었다. 이에 반해 고정 사고방식을 가지고 있고 자존감이 높은 학생들에게는 지능에 대해 칭찬과 같은 외적 보상을 주었다. 그 결과 노력에 대해 칭찬을 받은 학생들은 어려운 문제에서 실패하는 것을 도전으로 보았다. 그러나 지능에 대해 칭찬을 받은 학생들은 쉬운 문제가 있으면 똑똑하다고 느꼈지만 어려운 문제에 실패하는 것에 대해 두려워하였다.

드웩 등은 2년에 걸친 학생들의 수학 성취도 추적 관찰에서 고정 사고방식을 가진 학생의 성취도는 일정하게 유지되었지만, 성장 사

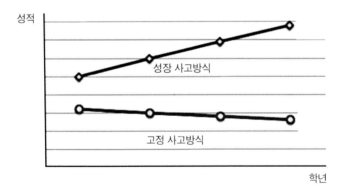

나의 뇌

고방식을 가진 학생의 성취도는 계속 상승하는 것을 발견하였다.

또 다른 연구에서도 성장 사고방식을 가진 학생들이 실수했을 때 고정 사고방식을 가진 학생들보다 더 많은 뇌 활동을 하는 것으로 나타났다. 이러한 연구 결과를 바탕으로 드웩 등은 지식이나 경험이 쌓이면 새로운 신경이 성장하고 새로운 신경 연결망이 추가된다고 하였다. 즉, 뇌가 변화하고 발전하는 능력이 외적 보상을 통하여 활성화될 수 있다고 하였다. 그러나 이 연구를 과학적으로 본다면, 뇌가 변화하고 발전하는 능력이 심리적인 외적 보상과 관계가 있다는 오해를 일으킬 수 있어 과학적으로 접근할 필요가 있다.

사고방식에 따른
성공과 실패는 한계가 있어

사고방식이란 생각하는 습관, 믿음을 나타내는 사고의 틀이다. 그리고 이는 행동을 제약하거나 잠재력을 발현할 수 있도록 돕는, 우리가 가지고 있는 인지구조를 나타내는 용어이다. 예를 들어 성장 사고방식을 보유하고 있는 구성원은 위기에 직면했을 때 비관하지 않고 위기를 적극적으로 대체하는 능력을 발휘한다고 한다. 실제로 초기에 긍정적인 생각과 노력으로 좋은 결과를 얻으면 자신감이 증가할 수 있다. 그러나 긍정적인 생각과 노력을 하여도 점점 더 모순되는 증거에 직면하게 된다면 모든 것이 가능하다고 계속 믿지는 않을 것이다.

군더슨(Gunderson) 등의 횡단 연구에서도 중학교 학생들이 초등학교 저학년 학생과 고등학교 및 대학의 고학년 학생보다 읽기, 쓰기와 수학에 대해 고정 사고방식을 더 강하게 가지고 있는 것을 발견하였다. 즉, 학생들의 사고방식 자체는 유연하며 시간이 지남에 따라 변하는 것으로 보였다. 따라서 사고방식은 특정 개인을 대표하는 고유한 특성이라기보다는 경험을 통해 형성될 가능성이 훨씬 더 클 수도 있어 사고방식에 따른 성공과 실패에 대한 설명은 구조적인 한계를 보인다.

1980년대와 1990년대의 많은 자기 계발적 웰니스 문화는 가짜 웃음도 뇌에서 화학 반응을 일으켜 도파민과 세로토닌을 포함한 특정 호르몬을 분비한다고 하였다. 따라서 가짜로 웃어도 기분

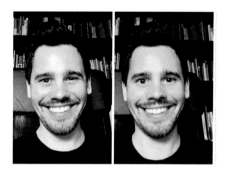

이 좋아진다고 하였다. 그러나 행복을 경험한 진짜 웃음은 입의 근육뿐만 아니라 눈의 근육도 사용하는 데 반해 가짜 웃음은 입의 근육만을 사용한다. 또한 맥게티건(McGettigan) 등은 같은 사람들이 재미있는 동영상을 보고 웃는 진짜 웃음과 거짓 웃음을 들을 때 참가자의 뇌 반응을 기록하였다.

그들은 참가자들이 진짜 웃음을 들었을 때는 상측두회에서, 거짓 웃음을 들었을 때는 전전두엽 피질에서 더 큰 활동을 보이는 것을 발견하였다. 상측두회는 음성의 높낮이 및 억양을 구별하는 역할을 하고, 전전두엽 피질은 원초적인 감정에서부터 고등 인지 기능까지 관여하는 역할을 한다. 또한 가짜 웃음을 들을 때 진짜 웃음이 아닌 이유를 알아내려고 시도한다는 것도 발견하였다.

예를 들어 누군가에게 무언가에서 심하게 지고 있다면, 자신에게 잘하고 있다고 자기 대화를 하더라도 뇌는 거짓말을 하고 있다는 것을 알고 있다.

이처럼 얼굴에서 뇌까지 긍정적인 결과에 대한 피드백은 그렇게 간단하지는 않다. 뇌가 변화하고 발전하는 진입점에서 나타나는 스트레스, 관문은 노력과 칭찬과 같은 심리적인 외적 보상으로

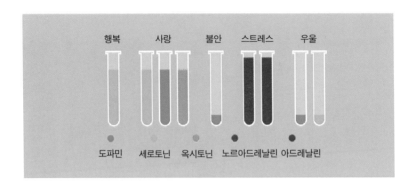

쉽게 통과할 수 없다. 그리고 이 모든 관문은 호르몬에 의해서 조절된다.

사람을 포함해 동물은 위협에 처하게 되면 싸우느냐 도망가느냐를 결정하고 준비를 하기 위해 혈류로 아드레날린을 분비한다. 그 결과 심장이 더 빨리 뛰고 땀이 나기 시작하며 호흡이 얕아지고 감각이 더 예민해진다. 이때 위협 때문에 동요 스트레스의 도전을 피하면 실패를 이겨내기 위한 노력이나 의욕이 꺾인 고정 사고방식을 유발한다. 그러나 적극적인 방식으로 동요 스트레스를 이겨내고 한 단계 더 나아갈 때는 성장 사고방식을 유발하게 된다.

예를 들어 어려운 큐브를 맞추고 이를 통해서 성취감을 느낀 학생들은 더 어려운 큐브 맞추기에 집중하게 된다. 즉, 학생들은 어려운 문제를 실제로 즐기게 된다. 이때 성취감은 심리적인 외적 보성이 아니라 내적 보상, 즉 도파민이 분비될 때 느끼는 쾌락이다.

도파민은 뇌에 방금 경험한 것이 무엇이든 더 많은 보상을 얻도록 행동을 바꾸는 데 도움을 준다. 그리고 도파민은 계속해서 무언가를 하도록 하는 동기 부여에도 도움이 되는 것으로 알려져 있다. 따라서 우리가 어떤 일에 집중할 수 있는 것도 도파민의 보상 때문이다.

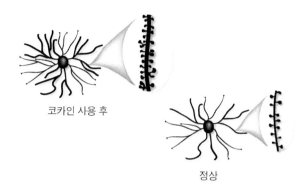

코카인 사용 후

정상

　도파민의 보상 시스템이 작동하기 시작하면 중뇌의 도파민성 뉴런이 활성화되면서 도파민이 분비된다. 도파민성 뉴런은 자연 보상뿐 아니라 약물과 같은 인위적인 보상 자극에 의해서도 활성화된다. 예를 들어 약물을 사용하게 되면 동기와 행동에 관련된 측좌핵의 뉴런 간의 연결 수, 크기 및 강도가 증가한다. 이를 통해 자연 보상보다 많은 양의 도파민이 분비되고, 효과도 훨씬 오래간다. 따라서 자연 보상이 주던 쾌락은 상대적으로 작게 느껴져 약물 남용을 유발하기도 한다.

도파민을 이용해 소통하는
뇌의 보상회로

2020년 코로나19가 확산하고 원격수업이 본격 도입되면서 학습
격차 문제가 새롭게 주목받고 있다. 이를 해결하기 위해 가상세계
에 대한 크나큰 홍미와 몰입감을 학교에 이식하는 메타버스를 도입
해야 한다고 하였다. 그러나 이를 통해서도 해결의 기미가 보이지
않자 일부에선 과외나 학원 같은 사교육의 도움을 받기 어려운 학
생들에게 주로 학력 저하가 일어난다고 하였다. 하지만 이와 관련
된 질문에서 교사들의 응답은 사뭇 달랐다.

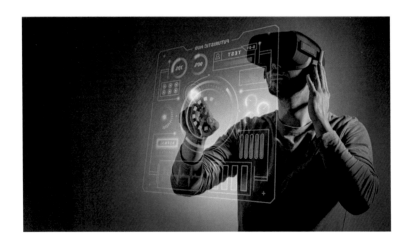

학습 격차가 학부모의 학습 보조 여부 때문이라고 응답한 교사는 14%에 불과했고, 65%는 학생의 자기 주도적 학습 능력 때문이라고 응답했다. 자기 주도적 학습은 학생이 주체가 되어 학습 과정을 스스로 이끌어나가는 학습 활동으로, 여기에는 동기가 필요하다.

여기서 동기는 사람이 무언가를 하고자 하는 심리적 욕구로, 활동이나 행동의 원동력이다. 그리고 동기는 우리 뇌의 진화 과정에서 중추적인 역할을 하도록 설계된 보상에 따라 외적 동기와 내적 동기로 구분한다.

외적 동기란, 활동함으로써 받게 되는 외적 보상 때문에 행동하게 되는 수동적인 욕구를 의미한다. 외적 보상은 뭔가를 달성하기 위해 주어지는 노력에 대한 가시적인 인정으로 광범위하게 정의한다. 예를 들어 성취 증명서, 경기에서 우승한 메달, 옳은 일을 한 것에 대한 배지 또는 포인트, 또는 업무 수행에 대한 금전적 보상이 있다. 이처럼 외적 보상은 활동이나 행동을 하는 사람에게 외부로부터 제공되는 유형적인 보상을 의미한다. 많은 연구에 의하면 외적 보상이 제공되는 동안에만 활동이나 행동이 유지된다고 한다. 그리고 외적 보성이 철회되면 활동을 덜 즐기게 되어 그 활동에 더

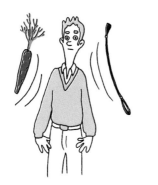
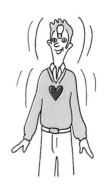

적은 시간을 할애할 것이라고 한다.

이에 반해 내적 동기는 활동이나 행동 그 자체에서 오는 만족과 즐거움과 같은 내적 보상 때문에 무언가를 하는 능동적인 욕구를 의미한다. 내적 보상의 예로는 시험을 통과하기 위해 또는 보고서를 작성하기 위해 책을 읽는 것이 아니라 읽기를 즐기거나 이야기나 주제에 관심이 있어 읽는 것이다. 이처럼 내적 보상은 활동이나 행동을 하는 사람 내부, 즉 뇌에서 일어나는 무형적 보상을 의미한다. 내적 보상은 성공에 대한 열망과 같이 활동이나 행동을 부추기기도 한다. 따라서 내적 동기는 지속적인 활동이나 행동의 원천이 된다.

뇌의 보상에 관한 최초의 연구로 올즈(Olds) 등의 연구가 있다. 1953년 그들은 상자 속에서 쥐가 돌아다니다 특정 장소에 설치된 지렛대를 누를 때마다 뇌에 전기 자극이 가해지는 장치를 설치한 후 쥐의 행동을 관찰하였다. 그들은 자극과 임무 수행에 관련된 실험을 하던 중 쥐가 반복적으로 레버를 누를 때 자극을 받는 뇌의 특정 영역이 있다는 것을 발견하였다.

올즈 등은 이 결과를 바탕으로 뇌의 변연계 부위에 미소 전극을 삽입하고 우리 안에 이와 연결된 레버를 만들어 쥐가 레버를 눌러 스스로 뇌에 자극을 가하는 장치를 만들었다. 실험에 참여한 쥐 중 한 마리는 레버 누르기를 좋아하는 정도를 넘어서, 먹는 것과 자는 것도 잊은 채 집착하는 모습을 보였다. 쥐가 반복적으로 지렛대를 누르는 것은 변연계 부위에 가해지는 자극을 즐기고 있다는 것을 의미하였다.

올즈 등의 실험은 보상을 통해서 행동 강화에 관여하는 뇌 구조의 존재를 확인하였다. 이 실험 이후 전기 자극이 가해지는 뇌 부위

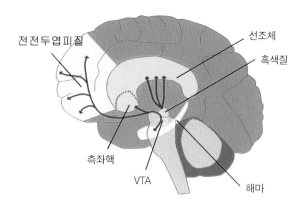

전전두엽피질
선조체
흑색질
측좌핵
VTA
해마

가 쾌락을 느끼는 특별한 부위라는 것이 밝혀졌고, 그 부위가 바로 도파민을 이용해 소통하는 쾌락 중추라고 불리는 보상회로인 것을 알게 되었다. 따라서 학습격차는 사교육 도움의 차이보다는 도파민을 이용해 소통하는 뇌 보상회로의 차이라고 볼 수 있다.

보상회로 작동의 과정을 보면, 도파민이 복측 피개 영역(VTA)의 뉴런에 의해 생성되고 측좌핵과 전전두엽 피질에서 방출되어 쾌락에 관여한다. 이처럼 도파민은 보상회로에도 관여하지만 운동회로의 신경전달물질이기도 하다. 운동회로에서는 도파민이 흑질(흑색질)에서 생성된 다음 선조체에서 방출되어 무의식적인 운동에 관여한다. 이 경우 도파민은 동일한 기능을 수행하지만 다른 회로의 오작동은 잠재적인 정신분열증 및 파킨슨병과 같은 질병을 유발하기도 한다.

인위적인 보상에
신중해야 하는 이유

우리는 갈증, 졸음, 배고픔과 같은 우리의 욕구 중 하나가 충족되지 않을 때 신호를 보내는 놀라운 능력이 있다. 예를 들어 일반적으로 신생아는 배고프면 운다. 이처럼 배고픔은 음식이 부족하여 생기는 육체적인 불편인 경우도 있지만, 육체적으로 배고프지 않지만 먹고 싶은 심리적인 욕구인 경우도 있다. 그리고 육체적인 불편이나 심리적인 욕구는 생물이 어떠한 혜택을 누리고자 하는 감정이다. 따라서 신생아의 울음은 생각의 표현이라기보다는 단지 감정의 표현이다.

신생아의 감정 상태는 거칠고 원시적이어서 울음이 유일한 의사소통 방법이다. 따라서 부모가 울음에 반응을 잘하면 신생아는 불편한 감정의 원인이 무엇인지 알게 되고 이를 통해 언어를 배우고 의사소통도 발달하게 된다. 이처럼 불편한 감정을 해소하는 과정을 통해서 신생아의 생각이 만들어지게 된다. 실제 성인의 뇌 안을 들여다보면 감정을 담당하는 뇌 부위와 생각을 관장하는 뇌 부위가 복잡하게 얽혀 있다.

비슷한 예로, 잠에서 깨어나 목이 말라 물을 찾아 헤매고 있는 어린 사슴을 가정해 보자. 사실 어린 사슴은 물이 필요하지만, 물이 필요하다는 것을 알지 못한다. 즉, 신생아가 배고파 우는 것과 같다. 어린 사슴이 필요한

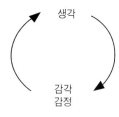

생각

감각
감정

것을 찾고 있다가 개울에 도착해서 물을 한 모금 마시니 불편한 감정이 사라지면서 기분 좋은 놀라움을 경험하게 된다면 이 사슴은 같은 욕구를 느낄 때 주저하지 않고 개울로 와서 물을 먹을 생각을 할 것이다. 여기서 기분 좋은 놀라움은 도파민 분비를 통해서 일어나게 된다.

보편적으로는 아이가 태어날 때, 승진할 때, 혹은 책을 출판할 때처럼 멋진 일이 일어났을 때만 도파민이 분비되는 것으로 생각한다. 그건 사실이지만 도파민은 우리가 올바른 길을 가고 있다고 생각할 때나 먹거나 물을 마시는 것과 같이 생존에 필요한 행동의 보상, 즉 충족되지 않은 욕구를 해소하는 과정에서도 분비된다. 따라서 도파민은 자연적인 보상을 통해서 행동을 반복하도록 동기를 부여하는 경향이 있다. 예를 들어, 새로운 맛의 아이스크림이 예상보다 맛이 좋다면 뇌에서 도파민이 분비되면서 이 아이스크림을 다시 선택할 가치가 있다고 알려주게 된다.

도파민은 자연적인 보상뿐 아니라 약물(마약류)와 같은 인위적인 보상에 의해서도 분비된다. 약물(마약류)은 자연적인 보상에 비해 2~10배 많은 양의 도파민을 분비시키고, 복용 후 20~60분 정도 지나면 극적

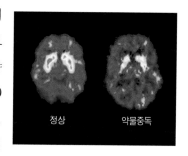

정상　　　　약물중독

인 흥분감을 경험하게 되며, 약효는 3~4시간 지속된다. 그러나 계속해서 약물을 사용하면 너무 많은 도파민이 비정상적으로 증가하게 된다. 이때 라디오 소리가 너무 크면 볼륨을 낮추는 것처럼 뇌는 도파민을 적게 생산하거나 도파민에 반응하는 도파민 수용체의 수를 줄이게 된다. 이를 통해 압도적으로 증가한 도파민의 양을 조절하게 된다.

다르감(Dargham) 등의 도파민 수용체 연구에 따르면 장기간에 걸쳐 대마초와 같은 약물을 과도하게 사용하면 도파민 시스템이 손상되어 학습과 행동에 부정적인 영향을 미칠 수 있다고 한다. 즉, 대마초를 종종 사용하는 사람들은 건강한 성인들에 비해 기억과 연관된 뇌 영역인 선조체와 연상과 감각운동학습에 중요한 역할을 하는 창백핵에서 도파민 분비가 저하되는 것으로 나타났다.

그 결과, 약물을 남용한 사람은 보상회로에 대한 도파민의 영향이 비정상적으로 낮아져 같은 양으로는 같은 쾌감을 느끼지 못하게 된다. 따라서 약물 사용 초기와 같은 정도의 기쁨을 느끼기 위해서는 점점 더 많은 양의 약물을 사용해야 한다. 즉, 뇌는 점점 더 많은 양의 도파민이 필요하고 이를 위해 점점 더 많이 그리고 자주 약물을 사용할 수밖에 없게 되어 결국 중독에 빠지게 된다. 이것이 도파

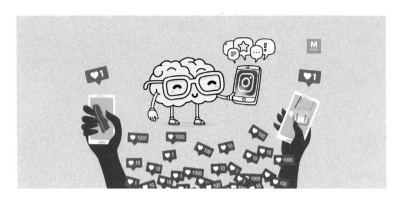

　　　　　　　　　　　　　　　　　　　나의 뇌

민을 분비시키는, 중독성을 가진 마약이 위험한 이유이다.

또한 대부분의 소셜 미디어 사이트는 예측 불가능한 시간에 '좋아요'와 같은 보상을 제공해 과도한 도파민 분비가 일어나게 한다. 이는 집중력 강화를 위해 슬롯머신 제작자가 오랫동안 사용했던 기술이다. 이에 대해 팔리하피티야(Palihapitiya)가 "인간 심리의 취약점인 도파민에 의해 작동하는 단기 피드백 순환고리를 공략해 성공을 추구한다"라고 언급했듯이, 과도한 도파민 분비는 소셜 미디어 중독으로 이어질 수 있다. 따라서 우리의 뇌가 계속 성장하고 집중하고 열심히 일하려면 약물(마약류)이나 소셜 미디어와 같은 인위적인 보상에 대해 매우 신중해야 한다.

보상이 많을수록
더 집중해

뇌는 의식하지 않아도 반사적으로 무언가를 하려고 한다. 따라서 우리가 익숙한 것을 할 때는 힘이 들지 않게 느껴진다. 하지만 익숙하지 않은 것을 하려고 하면 뇌는 계속해서 어떤 행동을 얼마나 오래 해야 하는지, 무엇을 해야 하는지, 그리고 어떤 결과를 기대해야 하는지와 같은 '소요 시간, 해결 방법, 결과'를 알아내려고 노력한다. 따라서 우리가 익숙하지 않은 무언가를 하겠다고 결심하고 그 생각을 행동으로 옮길 때까지 뇌는 우리가 이해 못 할 정도로 큰 동요와 혼란 등의 스트레스를 느낀다. 예를 들어 코로나19 같은 전염병이 스트레스를 준 이유 중 하나는, 새로운 치료 방법을 찾아야 했지만 소요 시간, 해결 방법이나 결과 같은 보상에 대한 불확실성이었다.

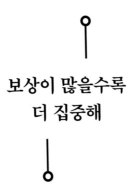

　이처럼 뇌는 무언가를 하겠다고 결심하고 그 생각을 행동으로 옮길 때 보상과 연결하기 시작한다. 만약에 보상이 없으면 어렵다 또는 힘들다는 생각에

사로잡혀 생각을 행동으로 옮기려 하지 않는다. 이는 특정 작업에 집중하기 위해 통과해야 하는 스트레스 관문으로, 일단 이 관문을 통과하게 되면 작업에 대한 집중력과 작업 흐름의 효율성이 크게 향상된다.

스트레스 관문을 통과하기 위해서는 보상에 대한 가능성을 높이는 것이 필요하다. 따라서 우리가 할 수 있는 일 중 하나는 이전에 비슷한 상황에서 경험한 소요 시간, 해결 방법 및 결과에 대한 부정적인 생각을 통제하는 것이 중요하다. 이를 위해 '나는 잘하고 있어, 사실 옳은 길을 가고 있어'와 같이 잘하고 있다는 생 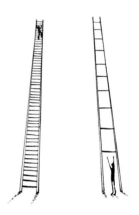 각을 통해 미래에 일어날 보상에 대한 가능성과 기대감을 높이는 것이 필요하다.

왜냐하면, 우리의 뇌와 다른 많은 종의 뇌는 수천 년에 걸친 진화 과정에서 어떤 행동을 하는 데 중추적인 역할을 보상이 담당하도록 설계되었다. 따라서 생각을 행동으로 옮기는 과정에는 보상이 필요하고, 보상이 많을수록 더 집중하게 된다. 그러나 대부분은 익숙하지 않은 일을 시작할 때 보상에 대해 생각하지 않는 경우가 많다.

어느 지인이 '10년 후에 연예인과 같은 멋진 몸을 갖고 싶다'라는 욕망만 어렴풋이 갖고 운동을 시작했다. 하지만 지금도 그 욕망에 도달하지 못했다. 이처럼 익숙하지 않은 일을 시작할 때는 날짜와 함께 장기 목표를 세운 다음 이를 단기 목표로 나누고 단기 목표를 다시 삭게 나누는 게 좋다. 이를 통해 보상을 자주 받을 수 있도록 하는 것이 필요하다. 이는 즐거운 반응을 불러일으키는 같은 노래를 여러 번 듣기 위해 종종 '반복' 버튼을 누르는 것과 같다.

이를 구체적으로 설명하기 위해서는 뇌 안을 들여다볼 필요가
있다. 뇌가 스트레스 요인에 노출되면 부신수질에서 분비되는, 보
통 스트레스 호르몬이라고 부르는 아드레날린과 노르아드레날린
이 증가하고 도파민이 감소한다. 혈류에 아드레날린이 너무 많으
면 고혈압, 불안, 불면증 및 뇌졸중 위험의 증가로 이어질 수 있다.

스트레스를 극복하고 생각을 행동으로 옮기기 위해서는 지속적
인 아드레날린과 노르아드레날린 억제가 필요하다. 이를 위해서는
보상회로가 활성화되면서 분비되는 도파민이 필요하다. 그러나 노
르아드레날린이 너무 적어도 주의력 결핍 과잉 행동 장애(ADHD)
증상이 나타나기도 한다. 실례로 최근의 뇌 영상 연구에서 일부
ADHD 환자는 주의력에 관여하는 전두엽에서 도파민과 노르아드
레날린 수치가 감소하는 것을 발견했다.

연구에 따르면 도파민은 목표에 가까워질수록 분비되는 것으로
나타났다. 즉, 도파민은 기대하는 것이 이루어지리라고 예상될 때
에 분비된다. 따라서 일을 하는 과정에서 얻는 성취감이나 즐거운
감정은 뇌의 내부에서 일어나는 도파민에 의한 것이다. 도파민의

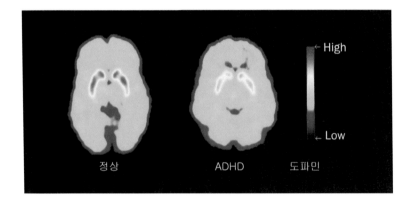

분비량은 보상 자체보다는 보상에 대한 기대의 정도에 비례한다. 그리고 예측 불가능성이 없으면 도파민 분비는 낮아진다. 예를 들어 2002 월드컵에서는 많은 인파가 붉은 옷을 입고 전국에서 길거리 응원을 펼쳤다. 이는 팀의 승패를 예측하기 힘들고, 그 팀이 우리나라 팀이었기 때문이다.

이처럼 도파민은 예측 불가능할수록, 이벤트가 자신과 관련성이 높아 보상에 대한 기대의 정도가 높을수록 잠재적인 보상도 커지게 된다. 그러나 승패를 쉽게 예측할 수 있고 관련성이 없으면 팬들은 '흥미롭지 않기 때문에' 경기에 관심이 덜하게 된다. 따라서 홍보 대행사는 스포츠 이벤트를 홍보하는 과정에서 스포츠 이벤트가 예측 불가능하고 자신과 관련성이 높다는 것에 노력을 기울인다. 이를 위해서 광고가 제작되고, 경기 전 인터뷰가 이루어지며, 광고에 많은 돈을 지출한다.

특수부대 훈련도
도파민을 이용해

새로운 직업을 시작하거나, 새로운 역할을 하거나, 새로운 일을 시작하는 것처럼 기존의 일상과 전혀 다른 시간을 보내는 것은 사고 방식과 감정 상태를 새롭게 만들어준다. 그러나 새로운 환경에 적응하는 과정에서 많은 스트레스를 받는다. 그래서 이러한 스트레스를 극복하는 방법으로 많은 회사에서는 외적 보상을 제공하고 있다. 즉, 구성원의 성과를 높이기 위해 월급을 올려주거나 성과급 및 다양한 복리후생을 약속한다.

일반적으로 새로운 일을 하는데 이러한 당근 정책은 효과를 가져오기도 하지만 많은 한계를 가지고 있다. 이와 관련된 실험으로 레퍼(Lepper) 등이 작은 어린이집에서 수행한 유명한 연구가 있다. 그들은 그림 그리기를 정말 좋아해 쉬는 시간에도 그림을 그리는 3~4세 어린이 51명을 대상으로 외적 보상의 효과에 관해 연

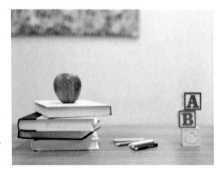

나의 뇌

구하였다.

레퍼 등은 일부 어린이에게는 활동 완료에 대한 외적 보상을 주었고 다른 어린이에게는 주지 않았다. 몇 주 후, 어린이들에게 보상의 약속 없이 그림 그리기 활동에 참여할 수 있는 또 다른 기회가 주어졌다. 여기에서 이전에 외적 보상을 받은 어린이들은 외적 보상을 받은 적이 없는 어린이들보다 관심을 덜 보였다. 실제로 외적 보상을 예상한 아이들이 자발적으로 그리는 양이 절반으로 줄었고, 뿐만 아니라 심사위원들은 외적 보상을 기대하는 아이들이 그린 그림을 미적으로 덜 즐겁다고 평가하였다. 즉, 이 연구는 외적 보상의 위험성을 보여주고 있다.

잠시 '우리를 기쁘게 하는 행동은 무엇일까?' 생각해보자. 아름다운 노래를 들을 때? 운동경기를 보고 있을 때? 맛있는 음식을 먹고 있을 때? 이처럼 활동 자체가 즐거운 행동을 할 때 우리는 스트레스를 느끼지 못한다. 그리고 이 모든 행동에는 도파민이라는 강력한 호르몬이 분비된다는 공통점이 있다. 도파민은 스트레스의 관문을 통과하는 데 도움이 되는 활동 그 자체의 즐거운 감정과 같은 내적 보상을 유발한다.

실제로 특수부대의 교육 과정에서는 내적 보상을 이용하여 스트레스의 관문을 통과하게 한다. 이러한 과정에는 모래에서 달리기, 차가운 물에서 한밤 중 수영, 장애물 코스, 끝없는 체조, 잠을 자지 않기 등이 포함되어 있다. 교육 과정에서 교육생은 항상 춥고 젖고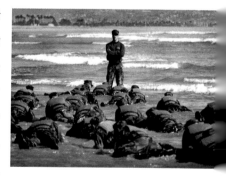
수면이 부족한 상태로 지낸다고 한다. 특히 수면 부족 교육생에게 외적 보상인 휴식을 제공하지 않고 곧바로 찬물에 들어가게 해 저체온증을 견디는 훈련을 한다.

이렇게 하는 이유는, 정상적인 상태에서는 특정 작업에 집중하려 할 때 '소요 시간, 해결 방법, 결과'의 단계 및 절차를 분석하는 논리적 사고를 통해 스트레스를 받게 된다. 그러나 수면 부족 상태에서는 논리적 사고를 할 수 없어 특정 작업에 집중하려 하더라도 이를 통해 느끼는 스트레스가 상대적으로 작다.

예를 들면 잘 먹고 있을 때, 우리는 무엇이든 할 수 있고 어떤 어려운 대화도 할 수 있다. 이처럼 우리는 쉬고 있을 때, 잘 먹었을 때, 잘 잤을 때 논리적 사고력이 높아진다. 따라서 특정 작업에 집중하려고 할 때 느끼는 스트레스도 높아진다. 그러나 수면 부족 상태에서는 논리적 사고력이 저하된다. 따라서 특정 작업에 집중하려고 할 때 느끼는 스트레스도 낮아진다. 이를 이용해 정상적인 상태에서는 불가능한 훈련에 도전할 수 있게 된다.

교육생은 다양한 훈련을 수행하고 달성했을 때 느끼는 성취감 때문에 훈련을 포기하지 않는다고 한다. 이후 이 훈련 과정을 수행하고 달성하게 되면 같은 훈련의 도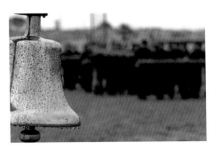전에 더는 스트레스를 받지 않게 된다. 실제 특수부대 훈련 과정에는 교육생이 건강하고 의욕이 넘치며 포기하지 않을 것이라 확신하기 때문에 힘들면 포기해도 된다는 퇴소의 종도 있다.

이처럼 특수부대 훈련은 과학적으로 도전 과정에서 받는 스트레스를 낮추고 내부에서 느끼는 성취감에 더 많이 접촉하도록 구성되

나의 뇌

어 있다. 이를 통해 교육생들은 훈련 과정에 의미를 부여하고 내적 보상을 통하여 목표를 추구할 수 있는 무한한 에너지가 있다는 것을 깨닫기 시작한다. 따라서 훈련을 통과한 교육생들은, 그렇지 않은 교육생에게는 사소해 보일 수 있는 일을 하는 것에 대해서도 내적 보상을 잘하게 된다. 그리고 이전에 비해서 새로운 환경에 적응하는 과정에서도 적은 스트레스를 받는다.

새로운 일 앞에서
흔들리는 마음

어느 유명한 인용문, "항상 해오던 일을 한다면, 항상 가졌던 것을 얻게 될 것입니다"처럼 자신의 껍질을 넘어 새로운 일을 시도한다면 새로운 세계를 발견하게 된다고 한다. 그러나 아무리 자신이 있고 좋아하는 일이라도 새로운 일을 하려고 하면 스트레스 반응이 나타난다. 이로 인해 피로감, 불면증, 가슴 두근거림 등과 같은 신체적 증상이 나타나게 된다. 특히 극심한 스트레스를 받게 되면 그 후유증으로 스트레스 반응의 정도가 심한 급성 스트레스 장애가 나타나기도 한다.

수야츠에(Ya-Chieh Hsu) 등의 연구에 의하면 극심한 스트레스는 노르아드레날린이 모낭 속 멜라닌 줄기세포를 과도하게 활성화하는 것으로 나타났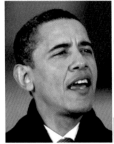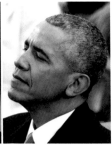다. 이를 통해 멜라닌 줄기세포의 영구적인 고갈을 유발하게 된다. 즉, 극심한 스트레스는 단 며칠 만에도 우리 몸 모낭 조직의 모든

멜라닌 줄기세포를 조기에 고갈시키기도 한다.

이처럼 새로운 일을 할 때 나타나는 스트레스 반응을 완화하는 것은 우리가 아는 것보다 더 큰 노력이 필요할 수도 있다. 이러한 이유로 우리는 스트레스를 극복하고 성공한 사람에게 박수와 찬사를 보낸다. 그렇게 하고 싶지만, 현실적으로 그 스트레스를 극복하기가 쉽지 않다는 것을 알기 때문에 그럴 것이다.

예를 들어, 상사가 이메일로 이번 주 내로 해야 할 새로운 일을 보냈다고 잠시 상상해보자. 몸과 마음은 즉각적으로 반응하여 '바로 할까? 미룰까?'와 같이 스트레스 반응이 활성화되면서 스트레스 환경에 처했을 때 분비되는 아드레날린과, 스트레스 요인에 적극적으로 대처할 때 분비되는 노르아드레날린이 분비된다. 이에 따라 즉시 사용 가능한 에너지를 확보하고 신경이 날카로워진다. 이 반응을 통해서 우리 몸을 투쟁 또는 도피가 가능한 상태로 준비시키게 된다. 그러나 이 에너지로는 100m 달리기같이 짧은 시간 동안만 일을 지속할 수 있다.

따라서 스트레스가 너무 과도하거나 오래가는 경우 이에 대한 반응으로 '우리의 근육과 몸은 피곤합니다'라는 말을 하게 된다. 따

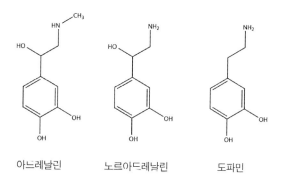

아드레날린　　　　노르아드레날린　　　　도파민

라서 우리 몸은 과도하게 긴장해 집중력이 떨어지고 정서 및 행동 제어에 어려움을 겪게 되면서 도전적인 것들에 맞서 노력을 기울이려는 인지 기능이 정지되면서 하던 일을 멈추게 된다.

예를 들면 1등을 계속해서 지키던 사람이 맹렬한 추격을 받을 때는 노르아드레날린이 과도하게 분비되면서 초조한 마음과 긴장감으로 인해 집중력이 저하된다. 반대로 1등을 기대하지도 않던 2등에게 역전 우승의 기회가 생긴다면 뇌의 보상회로가 활성화되면서 도파민으로 가득하게 된다. 이처럼 노력 과정에서 얻는 성과에 대해 기쁨과 흥분을 느끼기 시작하면 뇌에서 도파민이 분비된다. 따라서 역전 우승의 기회를 잡은 팀은 평소보다 훨씬 활력적이고 공격적으로 경기에 임하게 된다.

도파민은 노르아드레날린이 되기 이전 단계의 물질로, 촉매작용으로 노르아드레날린으로 전환된다. 따라서 도파민의 보상회로가 활성화되면 스트레스 반응 때 분비되는 노르아드레날린과 아드레날린이 억제되면서 새로운 일에 집중할 수 있다.

예를 운동경기에서 우승하는 팀에서도 볼 수 있다. 두 팀 모두 열

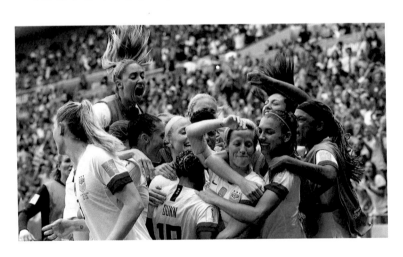

나의 뇌

심히 경기 내내 최선을 다하였다. 그러나 우승한 팀을 보면 여분의 에너지를 가지고 있고, 온 사방을 뛰어다닌다. 이는 짧은 시간 동안 분비되는 노르아드레날린과 아드레날린에 의한 글리코겐이나 지방의 분해에서 나오는 물리적인 에너지를 사용하는 것이 아니라 도파민의 보상회로가 활성화된 결과이다.

일반적으로 도파민은 기쁨과 보상의 감정을 제공하여 활력과 생기를 주기도 한다. 이외에도 도파민은 노르아드레날린 분비를 억제하고 혈관을 확장하며 나트륨 배설을 자극하고(소변 유출 증가) 장점막을 보호하여 소화를 돕기도 한다. 그러나 도파민이 부족하게 되면 의욕과 추진력이 떨어지고, 피로해지고, 무관심해지고, 우울해질 수 있다.

보톡스는
아세틸콜린의 분비를 억제해

우리 뇌에서 학습과 기억에 관여하는 아세틸콜린은 운동 기능에도 중요한 역할을 하고 있다. 예를 들어 면역 체계가 아세틸콜린 수용체를 차단하거나 파괴하면 근육이 정상적인 기능을 할 수 없게 된다. 특히, 아세틸콜린이 분비되지 않으면 근육은 수축할 수 없게 되는 데 중증 근무력증이 하나의 예이다.

중증 근무력증(Myasthenia gravis)은 신경에서 근육으로의 신호 전달에 문제를 일으키는 자가면역 질환으로, 근육 약화를 의미하는 그리스어 'myasthenia'와 심한 것을 의미하는 라틴어 'gravis'에서 유래했다. 초기 단계에서 중증 근무력증은 주로 안구 운동, 표정, 씹기 및 삼키기를 제어하는 근육에 영향을 미친다. 병이 심해지면 목과 사지 근육도 영향을 받아 머리를 들고, 계단을 오르고 팔을 드는 데 어려움을 일으킬 수 있다. 이처럼 아세틸콜린의 분비가 자연적으로 감소하는 경우도 있지만, 이외에도 미용 목적으로 인위적으로 분비를 차단하기도 한다.

얼굴의 주름은 아세틸콜린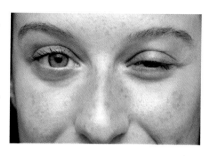
의 분비로 인한 근육의 반복적
인 수축으로 인해 발생한다.
시간이 지남에 따라 형성된 주
름은 계속 찌푸리고 있는 얼
굴, 혹은 더 나이 들어 보이는
인상으로 이어질 수 있다. 이때 아세틸콜린의 분비를 차단하는 신
경독성 단백질인 보툴리눔 독소를 미용 목적으로 많이 사용하고 있
다. 보톡스로 더 잘 알려진 보툴리눔 독소는 음식물 중독(클로스트리
디움 박테리아)에서 유래한 치명적인 독소로서 0.0001mg 이하의 흡
입에 의해서도 사망에 이를 수가 있다. 그러나 보톡스는 인기 있는
비수술 미용 치료법으로 사용되고 있다.

보톡스를 특정 얼굴 근육에 주사하면 아세틸콜린 분비를 차단하
여 근육의 수축을 억제하게 된다. 따라서 주름이 일시적으로 감소
하게 되어 근육 위의 피부가 더 매끄럽게 보인다. 그러나 보톡스를
반복 사용하면 근육이 약해져서 역동적인 선(표정을 지을 때 생기는

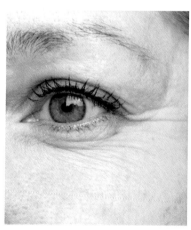 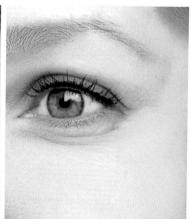

선)이 고정된 선(얼굴이 가만히 있을 때 생기는 선)으로 바뀌는 과정이 느려져 표정이 어색해질 수 있다.

알츠하이머병은 아세틸콜린을 생산하고 사용하는 세포를 손상하는 것으로 알려졌다. 따라서 기억력, 사고력 및 행동상의 문제를 일으키는 알츠하이머병에 걸린 많은 사람이 아세틸콜린 수치가 정상인보다 더 낮다. 또한 극히 일부의 사례이지만 떨림, 근육 강직 및 몸동작이 느려지는 등의 운동장애가 나타나는 질환인 파킨슨병을 앓고 있는 사람들의 뇌에서 아세틸콜린의 상대적인 분비 증가와 도파민 결핍을 발견하였다.

이들 질환의 정확한 원인은 알려지지 않았지만, 대부분의 뇌 관련 질병은 아세틸콜린의 분비 감소로 발생하게 된다. 그리고 과학자들은 기억력 문제와 같은 파킨슨병의 많은 비운동 증상과 근육이 너무 흥분되어 경련과 떨림과 같은 증상이 나타나는 운동 증상이 아세틸콜린 분비와 관련이 있다고 믿고 있다. 그러나 우리 몸은 체내에서 아세틸콜린으로 합성되는 콜린을 스스로 생성할 수 있으므로 건강한 사람은 콜린 결핍이 드물다. 그런데도 특정 사람들에게 콜린 결핍은 위험할 수 있다.

예를 들어 폐경 후의 여성에게서 콜린 생성을 돕는 에스트로겐 수치가 떨어지는 경향이 있으므로 결핍의 위험이 더 클 수 있다. 또한, 임신 중에는 콜린 요구량이 증가하는데 이것은 태아가 발달을 위해 콜린을 필요로 하기 때문일 가능성이 크다고 한다. 그리고 동물 연구에 따르면 임신 중 콜린을 많이 섭취하면 인지 기능이 향상되고 노화 관련 기억력 감퇴를 예방하는 데 도움이 되는 것으로 나타났다.

아세틸콜린 수치를 높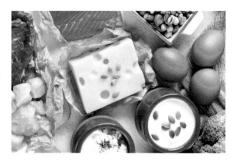
이는 입증된 방법은 없다.
일부 증거에 따르면 콜린
을 섭취하는 것이 아세틸
콜린 수치를 높이는 데 도
움이 될 수 있다고 한다.
그러나 다양한 식품에 존재하는 콜린의 존재가 상대적으로 알려지
지 않았기 때문에 콜린 섭취량을 측정하는 것은 어렵다.

　보편적으로 콜린의 적절한 섭취량은 나이와 성별에 따라 다르지
만, 19세 이상의 여성은 하루 425㎎, 남성은 하루 550㎎이 필요하
다. 그런데 달걀 1개에는 콜린이 200~250㎎ 들어 있다. 그리고 콜
린이 풍부한 식품으로는 쇠고기, 생선, 닭고기 가슴살, 달걀, 우유
나 요구르트 등 유제품, 콩이나 해바라기 씨 등 견과류 및 브로콜리
나 양배추 등의 배추과 채소가 있다.

진짜 내 소원은 **III**

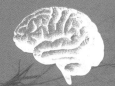

보라 내가 새 일을 행하리니 이제 나타낼 것이라

너희가 그것을 알지 못하겠느냐?

— 이사야 43:19 —

뇌가 성인이 되는
마법의 나이는 없다

성경에는 "보라 내가 새 일을 행하리니 이제 나타낼 것이라 너희가 그것을 알지 못하겠느냐?"라는 구절이 있다. 성경에서 새 일을 강조하듯이 뇌는 새로운 일을 배우고 이에 적응한다. 이를 통해서 우리는 더 똑똑해지고 예민해지며 진정으로 삶의 경험에서만 오는 지혜를 얻게 된다. 그러나 20대 후반이 지나면서 뇌는 새로운 일을 배우고 적응하는 등의 일에 두려워하면서 뇌의 노화 과정이 시작되고 뇌와 신경계를 구성하는 세포인 뉴런이 손실되기 시작한다. 그리고 60대가 되면 우리의 뇌는 말 그대로 줄어들기 시작한다. 이러한 뇌의 변화는 다소 무섭게 들릴 수 있지만, 그 과정은 자연스럽고 누구에게나 발생한다.

뇌에서 일어나는 이 마법 같은 일을 더 잘 이해하는 것은 부정적인 영향을 늦추고 뇌 건강을 오래 유지하는 데 도움이 될 수 있다. 즉 뇌의 일부 변화는 불가피하지만, 일부는 건강한

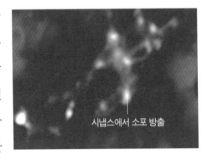

시냅스에서 소포 방출

나의 뇌

생활 방식으로 예방할 수 있다.

보편적으로 20대 후반에서 30대 초반에는 뇌의 부피가 줄어들고 피질이 얇아진다. 그리고 뉴런의 축삭돌기를 둘러싸고 있는 수초의 손상이 일어나 수상돌기에 있는 수용체가 빨리 발화하지 않게된다. 따라서 추리력, 공간지각력, 사고력이 쇠퇴하기 시작하면서 인지 능력, 즉 뇌의 정보 처리 속도가 느려진다.

또한 30대에는 뇌의 뉴런 수가 감소함에 따라 기억력이 저하되기 시작한다. "그 사람 이름이 뭐였지?"와 같은 일이 자주 발생하게된다. 따라서 새로운 것을 배우거나 단어나 이름을 암기하는 데 시간이 더 걸리는 과정은 앞으로 계속된다.

40대 중반부터 50대 후반까지는 추리력이 느려진다. 예를 들어 45~49세의 사람들을 대상으로 한 연구에서 추론 능력은 10년 동안 3.6% 감소하였다. 그리고 기억력이 흐려지는 현상과 특정 범주에서 단어를 빠르게 말하는 능력인 언어 유창성도 저하하는 것으로 나타났다. 반대로 도덕적 의사 결정, 감정 조절, 사회적 상황 읽기와 같은 다른 인지 척도는 개선되는 것으로 나타났다. 60세에는 평생 축적된 지식에 접근하고 추가하는 데 효율성이 떨어지게 된다. 이후 나이가 들어감에 따라 알츠하이머 발병 위험은 증가하게

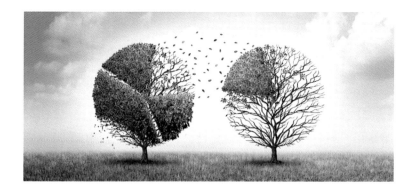

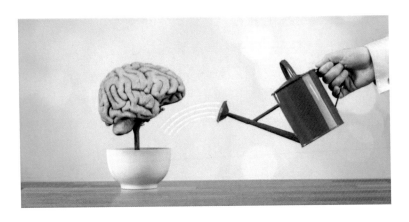

된다.

나이가 들수록 알츠하이머 발병 위험이 극적으로 증가하는 이유를 확신하지는 못하지만, 과학자들은 새로운 기억 형성을 담당하는 뇌의 일부인 해마와 같은 영역에 퇴적물이 축적되고 이는 장기 기억을 방해할 수 있다고 생각하고 있다. 이러한 신체적 변화에도 불구하고 최근 몇 년 동안 성인의 뇌가 지속적인 정신적 또는 육체적 활동을 통해 손실된 기능을 회복하거나 인지 능력을 향상시킬 수 있다는 가능성이 크게 주목받고 있다.

많은 연구에 따르면 뇌 손실을 가장 적게 경험하는 사람들은 규칙적인 신체 활동 참여, 지적 자극 활동(악기 연주 등)을 추구하고 사회적 활동 유지, 스트레스 관리, 건강한 식생활 및 숙면과 같은 특정 습관을 지닌 것으로 알려졌다. 따라서 일부 변화는 불가피하지만 건강한 생활 방식은 뇌 손실을 늦추고 역전시킬 수 있는 것을 믿게 되었다. 이를 통해서 과학자 대부분은 "뇌가 성인이 되는 마법의 나이는 없다"라는 데 동의하고 있다.

두려움을
피하기보다 포용해

어려움에 직면하게 되면 우리는 두려움을 느끼게 된다. 이는 어려움을 극복하지 못할까 봐 나타나는 감정으로, 지극히 자연스러운 생각이다. 우리는 이러한 생각 때문에 어려움에 생산적으로 반응하지 못하고 어려움을 회피하게 된다. 이는 뇌가 두려움을 느낄 때 '공격할 것이냐, 아니면 그냥 달아날 것이냐' 선택하도록 프로그램되어 있어 나타나는 반응으로 너무나 자연스러운 반응이다. 그러나 회피로 인해 원래의 어려움이 악화되거나 새로운 어려움이 생기기도 한다.

예를 들어, 아날로그 카메라에 사용되는 필름 제조사인 코닥은 2012년에 파산 신청을 하였다. 어떤 사람들은 디지털 카메라 때문이라고 말하곤 한다. 그러나 많은 사람이 모르는 것이 있는데, 디지털 카메라는 1975년 코닥에서 일하던 엔지니어에 의해 발명

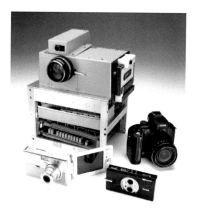

되었다.

코닥의 경영진은 디지털 카메라가 향후 아날로그 카메라를 대체할 것이라고 결론을 내렸다. 이를 통해 필름 시장이 붕괴할 것이라는 두려움 때문에 발명품의 상용화를 중지시켰다. 그리고 간간이 디지털 카메라의 시험작만을 출시하며 디지털 카메라의 출현을 억지로 늦추려고 시도하였다. 그러나 1998년, 디지털 카메라의 대중성을 예측한 일본의 카메라 기업들이 보급형 디지털 카메라를 출시하였다. 이를 통해 디지털 카메라가 대중화되면서 아날로그 카메라는 급속도로 사장되었다. 이러한 시장 역전에 필름 제조사 코닥의 입지와 수익성은 극단적으로 줄어들기 시작하였다.

코닥의 경우와 달리 두려움을 포용하여 성공을 거둔 예가 있다. 2011년, 로커트(Lockert)는 학자금 8,000만 원의 융자를 안고 대학원을 졸업하였다. 많은 젊은이처럼 그도 일자리를 찾고 빚을 갚기 위해 고군분투했지만, 부채로 인해 그의 장기적인 삶의 전망이 심각하게 제한될 것이라는 두려움을 가지게 되었다. 그는 두려움에

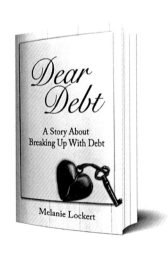

나의 뇌

굴복하지 않았다.

　대신, 그는 빚에 대한 자신의 경험을 블로그에 올렸다. 그의 블로그에는 많은 팬이 생기게 되었고 많은 팬은 그의 해결책을 간절히 원하였다. 이를 통해서 자신과 같은 사례가 많다는 것을 알게 되었다. 로커트는 그가 얻은 지식을 공유하기 시작하면서 더 많은 빚을 청산할 수 있었다. 지금 그는 개인 금융 전문가로 인정받고 있으며 『빚을 진 사람에게: 빚과 헤어지는 이야기』를 출간하기도 하였다. 그는 부채에 대한 역경의 경험을 발판으로 새로운 기회로 용기 있게 도약하였다.

　이처럼 두려움은 특성상 경험의 문제에 귀착되기 때문에 두려움을 회피하지 말고 오히려 반복적으로 직면해야 한다. 에를 들어 실제 두려움은 어려운 상황에 부딪혀 '내가 느끼는 것만큼 불안하지는 않구나!' 또는 '내가 두려워하는 일이 정말 일어나지는 않아!'를 직접 느끼기 전까지, 생각만으로는 불안이 없어지지 않는다. 그러나 현대 과학은 두려움은 피하는 것이 아니라 포용의 대상임을 가르쳐주고 있지만 우리는 두려움을 느끼는 것에 대해 대처하는 경험이 부족하다.

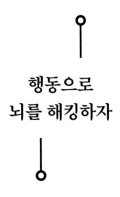

행동으로
뇌를 해킹하자

일반적으로 뇌는 신경계를 통제하고 신경계는 감각, 지각, 생각, 감정, 행동 등 우리가 하는 모든 것을 통제한다고 알려져 있다. 그러나 우리는 신경계가 통제하는 감각, 지각, 생각, 감정, 행동 중 일부는 선택할 수 있지만 일부는 선택할 수 없다. 예를 들어, 우리는 주변에서 일어나는 일을 자동으로 감지하기 때문에 감각은 선택할 수 없다. 그러나 한 주제에 스포트라이트를 배치하여 다른 사람의 관심을 전환할 수 있는 행동은 선택할 수 있다.

최근 연구에 따르면 행동은 뇌를 변화시킬 수 있다고 한다. 예를 들어 처음 스카이다이빙을 하기로 한 순간부터 우리의 마음은 모든 가능성으로 가득 차게 된다. 전에 한 번도 해본 적이 없는 새로운 경험에 대해서 우리의 뇌는 본질적으로 두려움을 가지게 된다. 따라서 스카이다이빙이 안전하다는 정보에도 불구하고 우리는 두려움에 휩싸인다.

이는 우리의 생각만이 아니다. 친구와 가족에게 스카이다이빙 계획에 관해 이야기하였다면 "너 미쳤어!"와 같은 말을 들을 수 있다. 스카이다이빙을 하는 날에는 더 긴장하게 되는데 이는 무서운

나의 뇌

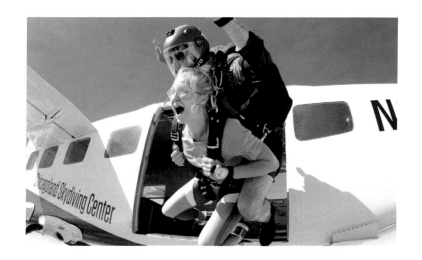

상황에 대한 신체의 자연스러운 투쟁-도피 반응이다.

스카이다이빙을 하는 순간 떨어지는 느낌이 훨씬 덜하고 공기 때문에 쿠션을 받는 느낌이 훨씬 더 크게 된다. 파란 하늘과 아래의 경치를 바라보면서 지금까지 두려워했던 것이 사라지며 느끼지 못하는 성취감을 얻게 된다. 이것은 실제로 스카이다이빙의 보상을 받기 시작하는 곳이다. 스카이다이빙을 하고 나면 두려움은 더 이상 극복해야 할 큰 장애물로 느껴지지 않고 무엇이든 할 수 있을 것 같은 기분이 들게 된다. 이처럼 행동을 통한 경험이 보상으로 연결되면 앞으로 스카이다이빙에 관한 생각과 감정이 바뀌게 된다.

행동을 통해 경험을 바꾼 사례로 고긴스 (Goggins)가 있다. 그는 어린 시절 학교에서 끊임없는 왕따와 인종 차별을 경험했고 집에서는 자신의 아버지에게 신체적, 정서적 학대에 시달렸다. 그러나 자제력과 정신적 강인함을 통해 그는 과체중의 우울하고 미래가 없는 청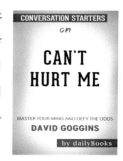

년에서 미군의 아이콘이자 세계 최고의 지구력 운동 선수 중 한 명이 되었다.

　고긴스는 가상 현실을 사용하여 상어를 무서워하는 사람들이 상어가 있는 곳에 다이빙할 때 나타나는 생리적, 심리적 상태의 연구에 참여하고 있었다. 그때 그는 상어를 좋아하지 않는다는 사실을 숨기려 하지 않았다. 대부분의 사람은 자신이 느끼는 감정이 마음에 들지 않을 때 회피하기 위해서 생각이나 감정과 협상하기 시작한다. 그러나 그는 상어를 무서워하면서도 상어가 있는 곳에 첫 번째로 다이빙하기를 원하였다. 그는 두려운 생각이나 감정과의 협상을 통한 회피보다는 두려움에 맞서 행동하도록 설계된 것 같았다. 이처럼 하고 싶지 않은 일을 한다는 것은 본능에 반하는 행동으로, 뇌는 그것을 좋아하지 않는다. 그러나 이러한 일이 반복되면 뇌는 이것이 새로운 사고방식이라고 깨닫기 시작하면서 신경가소성이 증가하게 된다,

　뇌가 변화되는 과정을 신경화학물질로 보면, 우리가 새로운 것을 할 때는 스트레스나 동요 상태로 인해 교감신경에서 노르아드레날린이 과도하게 분비된다. 따라서 신경가소성을 유발하기 위해서는 노르아드레날린의 첫 관문을 통과해야 하는데 성인은 이 첫 관문을 통과하기 쉽지 않다. 그리고 노르아드레날린이 과도하게 분비될 경우 피로를 빨리 느끼고, 단조로움 등 정서적 스트레스를 유발해 신체 활동이 오래가지 못한다.

　그러나 뇌는 마감일같이 새로운 일의 필요성이 심각하고 긴급하면 교감신경을 억제한다. 이때 에너지의 유지와 회복에 관여하는 아세틸콜린이 부교감신경에서 분비된다. 그리고 목표에 도달하는 과정에서 보상에 의한 도파민이 분비되면서 노르아드레날린 분비

를 억제한다. 따라서 더는 스트레스나 동요 상태를 느끼지 않아 노력을 지속할 수 있게 된다.

우울하면
기분이 좋아지는 일을 해보자

저녁 늦게 돌아와 너무 피곤해서 아무것도 하고 싶지 않은 날, 몸을 씻어야 한다는 생각은 머리에 계속 머물고 있지만 소파에 무기력하게 누워 있게 되는 경우가 있다. 우리 뇌는 몸을 씻고 싶은 욕구를 즉각적으로 충족시키길 원한다. 그리고 욕구가 충족되지 않으면 긴장하거나 불안해지면서 스트레스가 발생하게 된다. 그러나 소파에 누워 있을 때 느끼는 약간의 편안함 때문에 계속 누워 있다가 그대로 잠이 든다. 그리고 아침에 일어나서는 왜 어제 씻지 않고 잤을

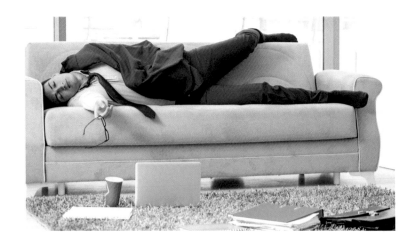

까 후회를 한다. 이러한 후회를 왜 반복하게 되는 걸까?

　프로이트(Freud)는 쾌락원칙에서 "태어날 때부터 인간의 정신 활동 내부에는 기본적으로 쾌락을 추구하고 불편을 회피하려는 본능적 욕구 이드가 존재한다"라고 하였다. 그리고 그는 정신의 구조는 이드, 자아, 초자아로 구성되어 있는데 이들은 함께 작동하여 복잡한 인간의 행동을 만든다고 보았다. 여기서 자아는 이드의 욕구를 현실적이고 수용 가능한 방식으로 표현하는 생각의 일부이고, 초자아는 부모와 사회에서 배우는 도덕적 가치와 신념이다.

　예를 들어 때로는 이드가, 때로는 초자아가 행동으로 나타날 수 있는데 모든 상황에서 자아는 이들 사이의 균형을 맞추려는 중재자 역할을 한다. 그리고 너무 피곤한 상태에서는 초자아보다 이드가 행동으로 나타나게 된다. 따라서 보편적으로 씻지 않아서 생기는 불편한 감정, 즉 스트레스를 해소하는 행동보다 누워 있을 때 느끼는 약간의 편안한 감정, 즉 쾌락을 추구하려는 행동이 나타난다. 이를 뒷받침하는 근거로 라이(Lai) 등의 설탕과 스트레스에 관한 연구를 들 수 있다.

　라이 등은 쥐에게 2주 동안 즉각적으로 뇌를 자극하여 쾌감을 주는 것으로 알려진 설탕 용액을 하루에 두 번 제공한 다음 스트레스에 대한 쥐의 생리적 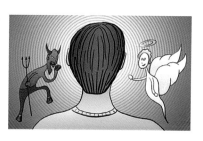 및 행동적 반응을 테스트했다. 대조군과 비교하여 설탕 용액을 제공받은 쥐는 심박수와 스트레스 호르몬 수치의 감소를 보였고 낯선 환경을 탐색하고 다른 쥐와 사회적으로 상호 작용을 더 많이 하는 것으로 나타났다.

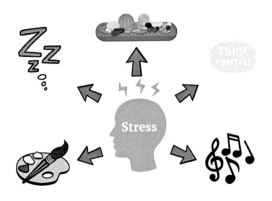

　그리고 위에 설탕 용액을 직접 주입한 쥐는 심박수나 스트레스 호르몬 수치가 변하지 않았다. 이를 통해서 라이 등은 스트레스 감소가 칼로리 특성이 아니라 기분 좋은 음식 섭취로 인한 것임을 발견하였다. 그리고 기분 좋은 음식을 조금만 섭취해도 스트레스의 영향을 줄일 수 있음을 발견하였다.

　다시 처음의 질문으로 돌아가보면, 우리 몸은 자동으로 욕구가 충족되지 않아서 생기는 스트레스 상황에 가장 적합한 스트레스 반응이 일어난다. 이를 통해서 스트레스를 유발하는 문제를 해결하려고 노력을 하게 된다. 그러나 쾌락은 신체적으로 영양과 회복력을 제공하여 스트레스를 완화한다. 따라서 누워 있을 때 느끼는 편안한 감정이 주는 쾌감에 비해 씻고 싶은 욕구가 충족되지 않아서 생기는 스트레스의 정도는 그리 크지 않다고 한다. 이러한 이유로 우리는 가끔 스트레스를 유발하는 문제를 해결하려는 노력을 기울이지 않기도 한다.

　스트레스로 기분이 나쁠 때 기분이 좋아지는 일을 해보자. 기분이 좋아지는 일을 하는 것은 스트레스를 물리치는 자연스러운 방법

나의 뇌

이다. 즐거움을 찾기 위해 많은 일을 할 필요는 없다. 친구와 수다를 떨거나, 좋은 책을 읽는 것같이 간단한 일에서 느끼는 즐거움이 스트레스를 낮출 수 있다. 따라서 하루에 15분 동안만이라도 좋아하는 일을 최소한 한 가지만이라도 하도록 노력해보자.

낙천적인 성격을 가진 사람은
더 오래 살까

클리블랜드 클리닉의 온라인 여론 조사를 기반으로 한 보고서에 따르면 참가자의 65%가 코로나19로 인해 더 많은 스트레스를 받은 것으로 나타났다. 이처럼 우리는 생활 변화, 신체 변화, 생각 변화 등 다양한 변화에 적응하기 위해 노력하는 과정에서 지속적인 스트레스에 노출되고 있다.

스트레스에 노출되면 자율신경계를 통하여 부신수질에서는 아드레날린, 노르아드레날린과 같은 호르몬을 분비한다. 이어서 스트레스에 대한 정보는 뇌의 시상하부로 전달된다. 시상하부는 뇌하수체를 자극하여 부신피질 자극 호르몬을 분비하고 부신피질에서는 코르티솔을 분비한다.

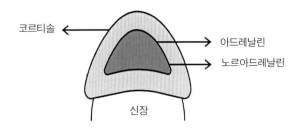

나의 뇌

대표적인 스트레스 호르몬인 노르아드레날린은 집중력 증가, 혈류량 증가, 대사 활동 증가 등의 효과가 있다. 따라서 노르아드레날린이 적절한 수준으로 분비되면 비료와 같이 뇌가 새로운 연결을 성장시키는 데 도움이 된다. 그러나 극심한 스트레스에서는 노르아드레날린이 과도하게 분비되면서 불안과 염려가 증가하게 된다.

극심한 스트레스는 면역세포의 기능을 떨어트려 대상포진과 같은 질병을 발생시키기도 한다. 대상포진은 예전에 앓은 수두 바이러스가 완전히 사라지지 않고 신체 내에 잠복해 있다가 나이가 들거나 면역력이 저하되면 신경을 따라 피부로 다시 나오면서 발생하는 질병이다. 대상포진은 보통 얼굴이나 몸 일부분에 발진이 발생하는데, 면역 기능이 약한 사람의 경우 신체에 더 널리 퍼지기도 한다.

또한, 장기적으로 극심한 스트레스를 받으면 수명 단축에도 영향을 받는 것으로 나타났다. 캄포스(Campos) 등은 242마리의 암컷 원숭이를 대상으로 원숭이의 대변에서 스트레스 호르몬 수치를 20년 이상 측정했다. 그들은 이 연구에서 스트레스 호르몬 수치가 매우 높게 유지된 암컷 원숭이가 매우 낮게 유지된 암컷 원숭이보다 수명이 25% 줄어드는 것을 발견하였다. 따라서 건강에 악영향을

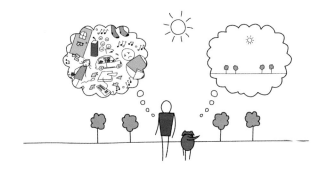

미칠 정도로 누적되기 전에 스트레스를 관리하는 것이 중요하다.

스트레스 관리 방법은 개인마다 다르지만, 대표적인 스트레스 관리 방법으로는 마음 챙김과 운동이 있다. 마음 챙김은 자신의 의식 상태를 현재에 집중함으로써 스트레스를 치료하는 기술이다. 마음 챙김은 미국의 국가기관, 실리콘 밸리의 기업이나 나사(NASA) 등에서 도입하고 있는 방법으로 스티브 잡스가 심취했던 수련법이어서 더욱 유명해졌다.

마음 챙김을 연습하는 간단한 몇 가지 예를 살펴보면, 주의 기울이기와 호흡 집중이 있다. 주의 기울이기는 시간을 내어 촉각, 청각, 시각, 후각, 미각 등 모든 감각으로 주변 환경을 경험해보는 것이다. 예를 들어, 좋아하는 음식을 먹을 때는 시간을 내어 냄새를 맡고 맛을 보며 진정으로 즐기는 방법이다. 또한, 호흡 집중은 무의식적으로 드는 부정적인 생각이 의도하지 않은 방향으로 가려고 할 때 호흡에 집중하는 것이다. 이때 호흡은 깊고 천천히 숨을 들이쉬게 되면서 심장 박동이 느려지고 몸이 이완된다. 이를 통해서 감정적인 상황과 거리를 두는 방법이다. 따라서 마음 챙김은 미래의 일을 걱정하거나, 지나간 일로 우울해하지 않고 걸을 때는 오직 걷는데만, 먹을 때는 오직 먹는 데만 집중한다.

트리니티 대학의 연구에 따르면 뇌간의 교두에 있는 핵인 청반의 활동이 숨을 들이쉴 때 증가하고 내쉴 때 감소한다는 것을 발견하였다. 청반은 뇌에서 노르아드레날린의 분비와 관련된 주요 부분이어서 이들의 발견은 노르아드레날린의 분비가 호흡과 관계 있음을 시사하는 것으로, 호흡이 스트레스에 직접적인 영향을 미칠 수 있음을 보여주는 결과라고 할 수 있다. 또한, 크라스노우(Krasnow) 등은 호흡 조절을 담당하는 뉴런과 각성과 공황을 담당하

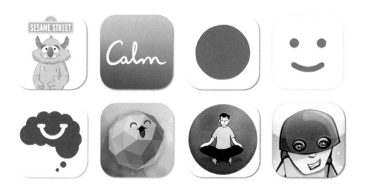

는 뇌 영역 사이의 긴밀한 연관성을 발견하였다. 이처럼 호흡은 자율신경계에 의해 제어되는 신체의 자동 기능이지만 자율신경계를 제어할 수 있다고 한다.

또한 신체적 스트레스의 한 형태인 운동이 신체가 일반적인 스트레스 수준을 관리하는 데 도움이 될 수 있다는 것은 직관적이지 않은 것처럼 보일 수 있다. 그러나 운동과 같은 적절한 종류의 스트레스는 실제로 신체를 더욱 탄력적으로 만들 수 있다. 예를 들면 1980년대 후반 이후의 동물 연구에 따르면 운동 초기에는 신체의 스트레스 반응과 관련된 뇌 영역에서 노르아드레날린의 뇌 농도를 급증시키지만, 운동을 한 후에 코르티솔 및 아드레날린과 같은 스트레스 호르몬 수치가 낮아지는 것을 발견하였다.

이러한 이유 때문에 최근 마음 챙김을 기반으로 아이들에게 재미있고 쉬운 호흡법을 가르치는 책이나 어플리케이션도 많은 사랑을 받고 있다. 그리고 운동은 낮은 강도의 스트레스뿐 아니라 과도한 심리적 스트레스를 개선하는 데도 효과적인 방법으로 알려져 있다.

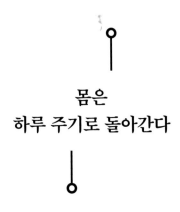

몸은
하루 주기로 돌아간다

잠들기 전 컴퓨터나 스마트폰 같은 기기를 사용하는 사람들이 빠르게 늘고 있다. 이에 반해 미국의학협회는 컴퓨터나 스마트폰 같은 기기에서 나오는 빛이 수면과 깨어 있는 각성 주기의 변화를 유발한다는 자료를 발표하였다. 수면-각성 주기는 24시간 주기를 밀접하게 따르는 생체주기 리듬으로 수면, 식사, 음주 및 호르몬 방출을 포함한 많은 생물학적 과정을 통제하는 것으로 알려져 있다.

생체주기 리듬은 빛의 영향을 받는 뇌 영역에 있는 생체시계에 의해 조절된다. 생체시계는 우리 몸 전체의 세포와 상호 작용하는

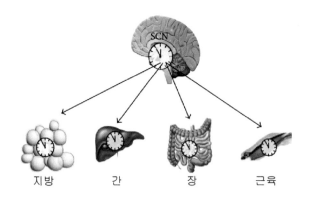

지방   간   장   근육

분자 그룹으로 수면-각성, 호르몬, 심박수, 혈압, 체온 등과 같이 일정한 주기(보통 24시간)에 따라 반복적인 패턴으로 나타나는 생체리듬을 조절하는 기관을 말한다. 이후 연구를 통해서 초파리, 식물, 균류 및 다른 유기체에서 유사한 생체시계를 확인했다.

생체시계의 존재는 1960년대에 쥐의 시상하부가 손상되면 생체 주기 리듬이 붕괴하는 것을 통해서 알게 되었다. 이들의 연구를 통해 척추동물의 마스터 생체시계는 뇌의 시상하부의 시교차상핵(SCN)을 형성하는 뉴런 그룹으로 알려졌다. 인간의 SCN은 약 50,000개의 이질적 뉴런으로 구성되어 있다고 알려져 있다.

SCN은 눈으로부터 직접 입력을 받아 간, 신장, 심장을 포함한 대부분의 다른 장기와 조직에 존재하는 생체시계의 생리적 리듬을 조정하고 동기화한다. SCN은 빛에 매우 민감하여 생체주기 리듬은 낮, 밤과 밀접하게 연결되어 있다. 예를 들어 SCN은 눈으로 들어오는 빛의 양에 대한 정보를 수신해 빛이 적을 때 잠들 수 있도록 하는 멜라토닌을 더 많이 생성하도록 지시한다. 멜라토닌은 인체의 생체리듬을 조절하는 호르몬으로, 밤에 집중적으로 분비되어 밤에 잠을 자게 된다. 따라서 SCN의 적절한 신호가 없으면 잠들기

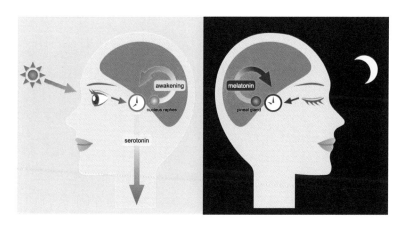

힘들거나, 밤에 깨거나, 아침까지 원하는 만큼 잠을 잘 수 없다.

우리 몸의 변화와 환경적 요인으로 인해 생체주기 리듬과 자연 명암 주기가 동기화되지 않을 수 있다. 예를 들어 특정 유전자의 돌연변이, 시차, 교대 근무나 밤에 전자기기에서 나오는 빛 등은 생체 시계를 혼동시킬 수 있다. 이를 통해 나타나는 수면 장애는 우울증 및 양극성 장애와 같은 정신 질환의 위험과 신경 퇴행성 질환의 가능성을 포함하여 다른 만성 질환으로도 이어질 수 있다.

생체주기 리듬과 자연 명암 주기의 동기화에 영향을 미치는 요인으로는 수면 일정과 빛을 들 수 있다. 먼저 취침 시간이나 아침 기상 시간을 변경하면 신체가 안정적인 생체리듬에 적응하는 능력을 방해할 수 있다. 또한, 빛을 쬔 후에는 대략 15시간 뒤에 멜라토닌의 분비가 활성화된다. 따라서 이른 아침의 자연광 노출은 생체리듬 강화에 도움이 된다. 또한 낮잠은 취침 시간을 늦추고 수면을 방해할 수 있다. 밤에 인공적인 빛 노출은 생체리듬을 방해할 수 있다.

이처럼 빛은 운동, 사회 활동 및 온도와 같은 다른 신호보다 생체주기 리듬 유지에 강력한 영향을 미친다. 따라서 될 수 있으면 취침 시간이나 아침 기상 시간을 유지하면서 낮잠은 피하고, 자더라도 짧게 자는 것이 필요하다. 그리고 잠들기 1~2시간 전에는 멜라토닌 분비를 활성화하기 위해 인공적인 빛 노출을 자제하는 게 좋다.

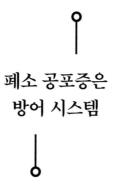

폐소 공포증은
방어 시스템

서울에서 제주로 가던 비행기가 이륙 직전 갑자기 활주로에 멈춰 섰다. 당시 비행기에 타고 있던 C 씨는 갑자기 심장이 뛰면서 숨이 막히고, 공포감이 엄습해오기 시작하였다고 한다. C 씨는 "손발은 물론이고 온몸에 힘이 쭉 빠지면서 땀이 났고, 이대로 있다가는 당장 죽을 것 같았다"라고 당시를 떠올렸다. 그 이후 C 씨는 얼마 동안 비행기를 타는 데 어려움을 겪었다고 한다.

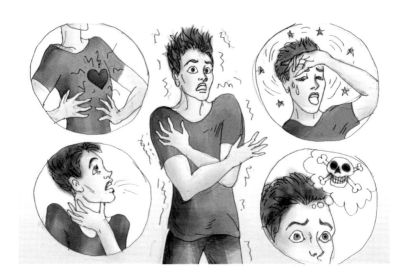

C 씨의 사례처럼 비행기 안, 창문 없는 방, 또는 엘리베이터처럼 좁고 막혀 있고 외부와 차단된 공간에 의해 유발되는 비이성적이고 강렬한 공포를 폐소 공포증이라고 한다. 폐소 공포증은 거리를 실제보다 가깝게 잘못 판단하면서 발생하게 되는데 대표적인 증상으로 심박수 증가, 어지럼증, 불안, 호흡 곤란, 과호흡 등이 있다. 그리고 증상이 심하면 발작을 하고 괴성을 지르거나 기절하는 경우도 발생하기도 한다.

폐소 공포증은 가장 흔한 공포증 중 하나로, 공황 발작으로 생각될 수 있다. 그러나 폐소 공포증은 보편적으로 협소하거나 붐비는 공간에 있던 경험과 같은 외상성 환경의 경험이 먼저 있어야 한다. 이후 폐쇄된 방이나 붐비는 공간에서 공포가 유발되면서 폐소 공포증이 발생하게 된다. 따라서 이유 없이 극도의 두려움과 불안을 느끼는 공황 발작과는 다르다.

우리가 폐소 공포증같이 위험한 상황을 빠르게 인식하고 피하는 것은 진화 과정에서 이점으로 작용했을 것이다. 따라서 진화론적인 시각에서 뇌는 환경의 위험을 인식하도록 발달했다. 예를 들어 밀폐된 공간을 위험으로 생각하지 않으면 이는 질식과 같은 위험에 빠질 수 있어 진화 과정에서 도태될 가능성이 그만큼 커지게 된다. 따라서 폐소 공포증은 위험으로부터 보호해야 할 필요성을 느끼기 때문에 시작되는 방어 메커니즘이라고 할 수 있다.

뇌에는 가까이에 있거나 신체에 접근하는 물체에 반응하는 특정 뉴런이 있다. 그리고 뇌의 오른쪽 반구가 몸에 가까운 물체를 인지할 때 더 활동적이기 때문에 대부분 사람은 가까운 물체를 볼 때 왼쪽으로 약간 치우친 것으로 지각을 하게 된다. 그러나 이러한 치우침은 먼 공간으로 갈수록 오른쪽으로 전환된다.

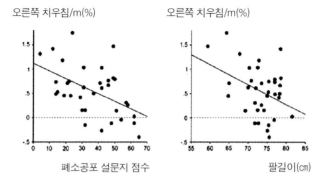

오른쪽 치우침/m(%)　　　　　　오른쪽 치우침/m(%)

폐소공포 설문지 점수　　　　　　　팔길이(cm)

　　로렌코(Lourenco) 등은 참가자에게 수평선이 표시된 벽에서 다양
한 거리를 두고 서서 레이저 포인터로 수평선의 중간을 정확히 찾
아내게 했다. 이 과정에서 왼쪽 편향이 오른쪽으로 얼마나 빨리 이
동했는지 측정하였다. 이를 통하여 참가자가 벽이 가까운 공간에
서 먼 공간으로 이동했다고 느끼는 지점을 계산하였다. 그런 다음
실험 참가자에게 폐소 공포증 진단에 사용되는 폐소 공포증 설문지
를 작성하도록 요청했다.

　　로렌코 등의 연구에서 밀폐된 공간에 대한 불안이 더 큰 사람들
이 덜 불안한 사람들보다 가까운 공간이라고 느끼는 거리가 더 큰
것으로 나타났다. 따라서 개인마다 편안함을 느끼는 거리가 다른
것처럼 폐소 공포증은 타인과 함께 있을 때 가까운 공간에 대한 감
각, 즉 근거리 공간지각의 왜곡에서 비롯될 수 있다. 또한 이들의
연구에 따르면 팔의 길이가 짧은 사람이 팔의 길이가 긴 사람에 비
해 좁거나 협소한 공간이 작은 것으로 나타났다.

　　이와는 별도로 후미(Fumi) 등은 공황 장애 환자 27명과 건강한
비교 대상 30명의 편도체 크기를 비교한 연구에서 공황 장애가 있

는 환자의 편도체와 해마의 부피가 건강한 사람에 비해 더 작다는 것을 발견했다. 이들은 이 연구를 통해서 폐소 공포증이나 공황 장애 환자가 보이는 심리적 불안이 불안을 조절하는 편도체의 크기에 기인할 수 있음을 확인하였다.

이처럼 폐소 공포증은 여러 요인으로부터 영향을 받는다. 폐소 공포증을 가진 사람은 대부분 폐소 공포증을 유발하는 좁거나 협소한 공간을 피하려 한다. 그러나 좁거나 협소한 공간을 완전히 피할 수 없으므로 이는 장기적 해결책이 아닐 수 있다.

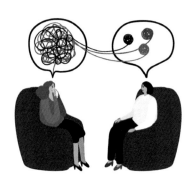

폐소 공포증에서 느끼는 심리적 불안은 대처 방법을 통해서 완화할 수 있다. 폐소 공포증을 치료하는 주요 치료법으로는 노출 요법과 인지 행동 치료가 있다. 노출 요법은 두려워하는 상황에 직접 경험, 간접 경험, 경험 회상 및 설명 등을 통해 점진적이고 반복적으로 노출시켜 특정 두려운 상황에서 편안함을 느끼게 하는 방법이다. 인지 행동 치료는 증상, 대응 방법, 환자의 생각, 문제 해결 기술이나 몸과 마음을 평온하게 유지하는 방법 등에 관해 대화한다. 이를 통하여 특정 두려운 상황에서 편안함을 느끼게 하는 방법이다.

나의 뇌

안구 운동으로
트라우마 치료가 가능해

우리는 매시간 물리적 또는 심리적 자극을 받는다. 이들 자극이 두려움, 불안감, 또는 긴장감 같은 부정적 감정을 유발할 경우 스트레스라고 한다. 즉, 스트레스는 인지된 위험 때문에 유발되는 인간의 감정으로 우리 몸이 위험에 맞서 싸우거나 도피하도록 신호를 보내는 기본적인 생존 메커니즘이다.

부정적 감정을 담당하는 뇌의 영역으로는 편도체, 전전두엽 피질, 해마가 있다. 편도체는 감정, 생존 본능을 조절하는 뇌 일부로 물리적 위험을 피해야 할지 부딪혀봐야 할지 신속한 판단을 내리는 데 관여한다. 전전두엽 피질은 편도체가 느끼는 물리적 위험에 대

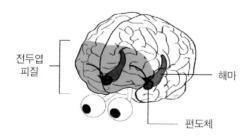

전두엽
피질

해마

편도체

한 편도체의 반응을 억제하도록 도와준다. 해마는 감정에 대한 기억과 학습에 관여한다. 보편적으로 이들 간의 통신을 통해서 부정적 감정은 자연스럽게 잊힌다. 그러나 때로는 과거에 경험했던 부정적 감정이 쉽게 잊히지 않고 머릿속에 남아 있기도 한다.

이처럼 물리적 위험과 관계없이 과거에 경험했던 부정적 감정이 무의식 속에 남아 있어서 이를 떠올릴 만한 장소, 사람 등의 시각적 정보를 접하면 무의식적으로 부정적 감정이 떠오르게 되는데 이러한 증상을 트라우마라고 한다. 트라우마를 반복적으로 경험하게 되면 편도체가 해마와 전전두엽 피질의 기능을 억제하여 자신이 느끼는 부정적 감정을 증폭시켜서 현실을 직시하지 못하게 된다. 따라서 트라우마는 우울증과 같은 정신 질환으로 발전할 수 있다.

예를 들어 낙천적이고 긍정적 감정 상태에 있을 때는 편도체와 긍정적인 감정에 관여하는 왼쪽 전전두엽 피질이 활성화된다. 이에 반해 두려움 같은 부정적 감정 상태에 있을 때는 편도체와 부정적인 감정에 관여하는 오른쪽 전전두엽 피질이 활성화된다. 그리고 극단적으로 오른쪽 전전두엽 피질 쪽만 활성화되면 우울증이나 불안 장애가 나타날 수 있다. 간혹 우울증 환자 중 전전두엽 피질과 편도체의 통신이 약해지면서 두 기관 간의 상호 작용 오류로 자살 충동이 강해지기도 한다.

대표적인 예로 스스로 생을 마감한, 배낭에 청바지를 입고 자신의 사무실을 따로 두지 않았던 어느 창업주를 들 수 있다. 그의 회사는 네 개 건물을 임차해 쓰고 있었지만, 그는 늘 회사 근처의 카페에서 일했다. 이처럼 겸손한 그도 가까운 사람들로부터 받은 마음의 상처와 인간적인 배신감으로 우울증을 앓다가 그 충동의 벽을 넘지 못했다고 한다.

나의 뇌

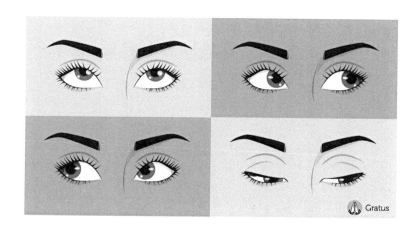

이처럼 비합리적인 신념과 같은 부정적 감정의 치료법으로 사피로(Shapiro)가 개발한 눈 운동 민감소실 및 재처리(EMDR)가 있다. 사피로는 1987년 부정적인 생각을 하다 우연히 눈을 빨리 움직이자 이들이 사라지는 경험을 하게 되었다. 다른 고민을 떠올리고 다시 시도해도 같은 결과가 나오는 것을 발견한 그는 가족, 친구, 지인들을 대상으로 한 실험에서도 동일한 결과를 얻었다. 이를 통해 사피로는 안구 운동이 심리적인 상처를 치료할 수 있다는 믿음을 갖게 되었다.

EMDR은 렘수면에서 일어나는 안구 운동을 이용한 치료법으로, 환자가 안구 운동을 하도록 옆을 향해 의자를 놓고 앉으며 환자는 치료자의 지시에 따라 좌우로 안구 운동을 하게 된다. 아주대의 자료에 따르면 심리적 상처를 경험한 환자의 경우 3~6회 시행으로 77~100%의 치료 효과를 얻을 수 있었다고 한다. 그리고 참전용사와 같은 다발성 외상환자는 12회 이상 시행하면 큰 효과를 얻을 수 있는 것으로 알려져 있다. 또한 하세(Hase) 등의 연구에서 우울증에 대한 입원 치료를 받은 32명의 환자 중 EMDR을 받은 사람들의

68%는 우울증이 호전된 것으로 나타났다. 이렇듯 EMDR은 비교적 간단하지만, 심리적 상처 치료에 효과가 뛰어난 것으로 알려져 있다.

스트레스가 심하면
먼 곳을 바라봐

뇌가 인지하는 감각 정보의 80% 이상은 눈을 통해서 들어온다. 예를 들어 눈을 통해 들어온 감각 정보는 눈의 뒤쪽에 있는 시신경을 통해 시각 피질에 전달된다. 이어서 시각 피질은 감각 정보를 사물의 크기와 모양, 빛깔, 멀고 가까운 정도 같은 실제 이미지로 생성하게 된다. 이처럼 눈에서 뇌로 연결되어 눈에 보이는 것을 인지하는 감각을 시각이라고 한다. 그리고 시각의 출발점은 눈에 들어오는 빛으로, 이는 동공의 크기가 바뀌면서 조절된다.

앵글(Engle) 등은 동공의 크기가 인지적 집중과 상관관계가 있는 것을 발견하였다. 그들의 연구에 따르면 동공이 클수록 추론, 주의력 및 기억력 등 시험으로 측정되는 지능이 높았다. 그리고 시험에서 가장 높은 점수를 받은 사람들과 가장 낮은 점수를 받은 사람

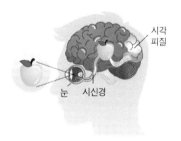

들 사이의 동공 크기는 맨눈으로도 감지할 수 있을 정도로 차이가 있었다. 또한 카네만(Kahneman)도 동공의 크기가 시각적 집중에 비

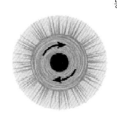
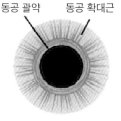
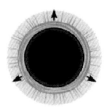

동공 괄약 　동공 확대근

레하는 것을 발견하였다. 그들은 9 곱하기 13을 계산할 때보다 29 곱하기 13을 계산할 때 더 동공이 넓어지고 답에 도달하거나 시도를 멈출 때까지 팽창된 상태를 유지하는 것을 발견하였다.

　동공의 크기 변화는 동공 팽창과 동공 수축으로 구분된다. 동공 팽창은 희미한 빛에서 교감신경계의 영향을 받는 동공확대근의 수축으로 일어난다. 동공 수축은 밝은 빛에서 부교감신경계의 영향을 받는 동공괄약근의 수축으로 일어난다. 동공 팽창을 진화론적 관점에서 보면, 이는 위험한 상황에 대한 스트레스 반응이다. 스트레스, 즉 외부에서 부정적인 시각 정보가 들어오면 눈은 시각 정보를 뇌에 전달하게 된다. 정보를 전달받은 뇌에 있는 뉴런들은 날카로운 사이렌을 울려대어 교감신경이 흥분하면서 동공이 팽창된다. 이를 통해 부정적인 시각 정보 대처에 집중할 수 있게 된다.

　예를 들어 카메라의 조리개를 열어주면 빛이 카메라로 많이 들어가 배경이 흐릿하게 보이고, 집중하고자 하는 대상은 더욱 선명하게 보인다. 이처럼 동공이 팽창하면 시야가 좁아지면서 한 가지에 초점이 맞추어지고 다른 모든

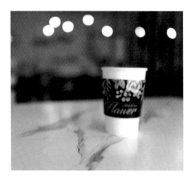

　　　　　　　　　　　　　　　　나의 뇌

것은 흐릿해지는 시각적 집중이 일어난다. 시각적 집중이 일어나면 시야가 좁아지면서 시간이 가늘어진다. 이에 반해 카메라의 조리개를 닫아주면 빛이 카메라로 적게 들어가고 초점 범위가 넓어져 선명도는 떨어지지만 배경은 잘 보인다. 이처럼 동공이 수축하면 시각적 집중이 일어나지 않게 된다. 시각적 집중이 일어나지 않으면 시야가 넓어지면서 시간이 넓어진다.

여기서 시간이 가늘어진다는 것은 시간이 빨라진다거나 느려진다는 게 아니라 단위 시간당 더 많은 이벤트를 감지하는 것을 의미한다. 따라서 우리는 시간이 없다고 느끼게 되면서 불안해진다. 그리고 시간이 넓어지면 단위 시간당 더 적은 이벤트를 감지하고 있다는 것을 의미한다. 이때 우리는 시간이 많다고 느끼게 되면서 편안해진다.

이처럼 동공은 빛의 세기 외에도, 감정적인 요인에 의해서도 변할 수 있다. 따라서 눈으로 들어온 시각 정보는 우리의 생각, 감정, 행동의 가장 강력한 원동력이라고 할 수 있다. 그리고 최근 눈이나 시신경에 손상을 입었으나 시각 정보를 받는 시각 피질은 온전한 상태를 유지하는 성인의 시각 피질에 시각 정보를 직접 입력하는 연구도 진행되고 있다.

자율적 각성 상태는
어떻게 완화할까

시각은 인간이 위협을 평가하고 대응하기 위해 사용하는 기본 감각으로, 인간이 가지고 있는 오감 중에서 가장 발달한 감각이다. 그리고 눈으로 들어오는 빛은 카메라의 렌즈와 비슷한 수정체 렌즈를 통해 망막에 도달하게 된다. 이때 빛이 통과할 수 있는 구멍인 동공과 유사한 기능이 카메라의 렌즈에도 있는데 이를 조리개라고 한다.

조리개는 빛이 카메라에 도달하기 위해 통과하는 구멍으로, 조리개를 크게 하면 더 많은 빛이 카메라의 센서에 도달하여 밝은 이미지를 생성하게 된다. 그러나 조리개를 크게 할수록 피사체 심도(DOF)는 얕아진다. DOF는 초점이 유지되는 이미지 내에서 가장 가까운 대상과 가장 먼 대상 사이의 거리를 의미한다. 이와 유사한 기능이 스마트폰에도 있다. 스마트폰에 있는 인물 사진 모드는 DOF가 얕은 경우이고, 풍경 사진 모드는 DOF가 큰 경우이다.

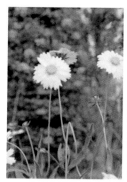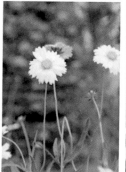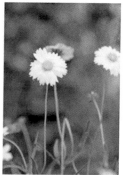

　이와 비슷하게 동공이 팽창되면 스마트폰의 인물 사진 모드처럼 조리개가 커지면서 특정 사물을 매우 자세히 보는 시각적 집중이 일어난다. 이처럼 눈으로 들어오는 정보 중에서 작업과 관련 없는 정보는 걸러내고 관련 있는 정보만 처리하는 것을 집중이라 한다.

　예를 들어 심하게 목이 말라서 잠이 깨 물을 찾아 헤매고 있는 사슴을 생각해보자. 사슴이 물을 찾는 것에 집중하게 되면 동공이 커지면서 스트레스와 불안을 느끼게 된다. 그러나 사슴이 물을 찾기 위해서 주변 환경을 관찰한다고 생각해보자. 사슴이 물을 찾는 것에 집중하지 않게 되면 동공이 수축하면서 스트레스와 불안을 진정시킬 수 있다고 한다. 어떻게 이러한 일이 가능할까?

　대뇌의 앞쪽에 있는 전두엽은 기억력, 사고력, 추리, 계획, 운동, 감정, 문제 해결 등과 같은 고등정신작용을 관장하며 다른 연합 영역으로부터 들어오는 정보를 조정하고 행동을 조절한다. 이 과정에서 전두엽은 시각 정보를 처리할 수 있는 신경망 발화를 통하여 시각적 집중에 관여하고 인지적 집중을 매개한다.

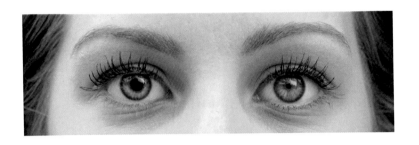

　그러나 시각적 집중이 인지적 집중을 끌어내는 과정에서 높은 수준의 자율적 각성 상태가 유지된다. 이 과정에서 강한 공포와 동공 팽창, 빠른 호흡, 발한과 같은 자율신경계 각성 증상이 나타난다. 이에 반해 동공이 수축하면 스마트폰의 풍경 사진 모드처럼 가까운 거리에서 먼 거리까지 모든 사물에 초점이 맞추어진다. 특정 사물을 매우 자세히 보는 시각적 집중이 일어나지 않으면서 인지적 집중도 일어나지 않아 적정 수준의 자율적 각성 상태에 있게 된다.

　따라서 서로 다른 시각 모드 사이를 왔다 갔다 하는 방법을 통하여 자율적 각성의 수준을 변경할 수 있다. 시각을 인물 사진 모드에서 풍경 사진 모드로 돌리게 되면 주변의 풍경을 살펴봄으로써 스트레스를 해소하거나 수면 상태처럼 뇌를 깊은 이완 상태로 만들수 있다. 시각 모드 변경 방법의 예로, 모바일 장치에 반응하지 않는 상태에서 매일 15분 정도의 시간을 내어 자연 속에서 휴식을 취하는 것이 있다. 그러나 아이러니하게도 우리는 자연 속에서 휴식을 취하면서도 모바일 장치를 손에서 놓지 않고 있다.

　시각 모드의 변경처럼 자율적 각성 상태를 관리하는 방법 중 과학적으로 검증된 방법으로는 호흡법과 운동이 있다. 호흡법 중의 하나인 발사 방법은 1단계: 5~8초 동안 숨을 들이쉬고, 2단계: 3~5초 동안 숨을 참았다가, 3단계: 천천히 숨을 내쉬는 방법이다.

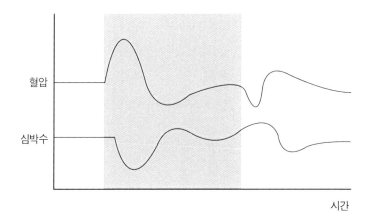

숨을 들이쉬면 흉부 내 심장과 혈관의 압력이 증가한다. 이로 인해 심장으로부터 나오는 동맥 압력이 증가하면서 혈압은 증가한다. 그러나 정맥 압력의 증가는 혈액이 다시 심장으로 흘러들어가는 것을 억제해 심장의 출력이 약해진다. 따라서 심박수는 감소한다. 숨을 참게 되면 심장의 출력이 떨어지기 때문에 혈압은 감소한다. 천천히 숨을 내쉬면 외부로 공기가 방출되면서 혈압은 감소하고 심박수는 증가한다. 이 과정을 여러 번 반복하게 되면 심박수를 개선할 수 있다. 따라서 호흡을 늦추고 깊게 호흡하면 자율신경계 각성을 조절하는 데 도움이 될 수 있다.

또한 규칙적인 운동도 자율신경계 각성을 조절하는 데 놀라운 이점이 있다. 메이요 클리닉(Mayo Clinic)에 따르면 하루에 30분 운동을 하면 최저 혈압은 4~12㎜Hg, 최고 혈압은 3~6㎜Hg로 감소하는 것으로 나타났다. 이처럼 운동을 통해 혈압을 낮출 수 있는 것은 큰 이점 중의 하나이다.

운동에 대한 상상만으로도
효과가 있어

일반적으로 공을 잡거나 라켓으로 공을 치는 것과 같은 단순한 동작은 비교적 자동적이고 무의식적인 방식으로, 일반적으로 0.2~0.3초 이내에 발생한다. 그리고 이와 같이 짧은 시간 안에 튀는 공을 잡거나 라켓으로 공을 치려면 공의 도착 시각을 예측하고 이를 바탕으로 한 동작이 필요하다. 이에 대해 과학자들은 운동 피질에서 움직이는 물체의 속도를 계산함으로써 공이 도착할 시각을 예측한다고 오랫동안 생각해왔다.

그러나 MIT의 새로운 연구에 의하면 실제 뇌의 접근 방식은 더 복잡한 것으로 나타났다. 즉, 뇌는 속도를 계산하는 것 외에도 물체 움직임의 패턴에 대한 정보를 통합하여 공이 도착할

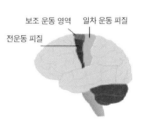

때를 예측하는 것으로 나타났다. 그리고 이 예측을 바탕으로 공을 잡거나 공을 치는 시간이나 힘을 계산하게 된다. 이 과정에서 동작의 계획, 제어 및 실행과 관련된 기능은 뇌의 운동 피질뿐만 아니라 시각 피질에 의해서도 조절되는 것으로 나타났다.

운동 피질은 1870년 프리치(Fritsch) 등이 깨어 있는 개를 대상으로 한 실험에서 발견되었다. 그들은 뇌의 특정 피질 영역을 전기적으로 자극했을 때 자극하는 위치에 따라 다른 근육이 움직이는 것을 발견하였다. 이를 통해서 발견된 운동 피질은 전운동 피질, 보조운동 영역과 일차운동 피질로 구분한다.

전운동 피질은 움직임의 준비와 계획에 관여하지만 움직임을 제어하는 역할도 한다. 보조운동 영역은 단일 움직임과 일련의 움직임을 계획하고 신체의 왼쪽과 오른쪽을 조정한다. 이 부위의 한쪽이 손상되면 반대쪽 팔다리를 잘 움직이지 못하고, 본인이 원하지 않는데도 반대쪽 팔이 스스로 움직이는 증상을 보이기도 한다. 일차운동 피질은 운동 계획, 제어 및 수행을 담당하는 뇌의 특정 영역으로 척수로 전달되는 신경 자극을 생성하고 근육이 움직임을 수행하도록 명령을 내린다.

예를 들어 라켓으로 공을 치려면 전운동 피질과 보조운동 영역이 먼저 움직임을 계획한다. 그러면 일차운동 피질이 활성화되면서 전운동 피질과 보조운동 영역으로부터 받은 명령을 신경을 통해 손 근육에 전달한다. 이어서 손은 근육의 명령에 따라 움직이게 된다.

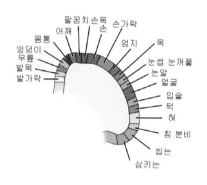

일차운동 피질은 영역에 따라 다른 근육의 움직임을 제어한다. 발의 근육은 머리 꼭대기 근처 일차운동 피질의 상부에 의해 제어되는 반면, 얼굴 근육은 귀 옆 일차운동 피질의 하부에 의해 제어된다. 그리고 일차운동 피질은 근육에 움직임을 수행하도록 명령을 보낼 때만 활성화되는 것이 아니라 상상할 때에도 활성화된다. 움직임을 상상하는 것만으로도 일차운동 피질 영역이 활성화된다는 사실은 손이나 발의 움직임과 같은 운동 기능을 향상하는 데 사용할 수 있다.

사고로 머리를 다친 경우와 같이 부상으로 인해 뇌의 운동 영역이 손상되면 운동 기능이 손상될 수 있다. 따라서 특정 동작을 수행하는 방법을 다시 배우고 손상된 뇌 부위를 회복시키기 위해 물리치료를 받게 된다. 이때 특정 움직임을 상상하면서 움직임을 수행하여 회복률을 높이는 치료법을 심상(Motor Imagery) 훈련이라고 한다.

예를 들어 스키와 같은 새로운 동작이나 운동 기술을 배울 때 무릎을 구부리고 약간 앞으로 기울이는 기본적인 스키 자세를 연습한다. 그런 다음 회전하려면 이동하려는 방향으로 스키와 몸의 방향을 일치시킨다. 심상 훈련은 스키를 탈 때 무릎을 구부리고 발을 특

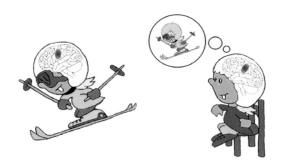

정 방향으로 움직이는 느낌을 상상하는 것으로, 실제 스키를 탈 때와 같은 뇌 영역이 활성화된다. 따라서 이러한 동작을 반복하면 다리와 발의 근육이 강화된다.

언뜻 보기에는 사고와 행동이 상관이 없는 것처럼 보이지만 사고와 행동은 정교하게 상호 연결되어 있다. 따라서 심상 훈련이 신체 활동을 대체할 수는 없지만, 뇌 손상 후 운동 기능의 회복이나 운동 기술의 개발에 도움을 줄 수 있다고 한다.

성인이 되어도
새로운 기술을 배울 수 있어

우리가 무언가를 하고 그것에 대해 매우 강하게 생각할 때는 물론, 깊이 잠들어 있거나 휴식하는 중에도 뇌에서는 구조적 변화가 일어난다. 드물게 사용되는 뉴런 사이의 연결은 제거하고 동시에 자주 사용하는 뉴런 사이의 연결은 강화된다. 그러나 뇌에서 일어나는 가장 큰 구조적 변화는 성인이 되기 전에 일어난다. 예를 들어 출생 후 하나의 뉴런은 약 2,500개의 시냅스를 가지고 있는데, 2~3세가 되면 주변 환경과 조화를 이루고 최적화하기 위해 약 15,000개로 증가하게 된다. 이는 성인 뉴런이 가지고 있는 시냅

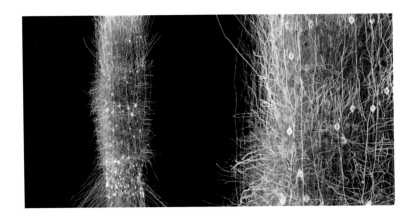

나의 뇌

스의 두 배다.

　구조적 변화가 매우 큰 어린이의 뇌는 새로운 지식과 기술에 노출되었을 때 스펀지처럼 수동적으로 받아들인다. 따라서 새로운 지식과 기술을 습득하는 능력이 더 뛰어나다. 이를 관찰하기 위해 위가 니르(Huganir) 등은 쥐의 배아에 시냅스를 형성하는 수상돌기에 변화가 있을 때 빛을 방출하는 형광단백질을 삽입하였다. 그들은 10주 된 쥐의 수염을 한 시간 동안 초당 10번 당기는 방법으로 자극을 주었을 때 시냅스를 형성하는 구조인 수상돌기에서 빛 신호가 30% 증가하여 뉴런 사이의 연결이 강화되는 것을 발견하였다.

　이에 반해 성인의 뇌는 그저 일하고, 커피 잔을 들고, 마시고, 걷고, 말하는 것처럼 많은 에너지를 들이지 않고 쉽게 할 수 있는 것과 같이 익숙한 것에 대한 집착이 크다. 이처럼 새로운 지식과 기술의 습득보다 오랜 시간에 걸쳐 에너지를 들이지 않고 쉽게 할 수 있는 익숙한 행동을 반복할수록 뇌는 기존 행동에 대한 의존성이 높아진다. 따라서 성인은 새로운 지식과 기술을 습득하는 능력도 떨어진다. 이러한 차이는 뇌의 구조적 변화와 호르몬의 분비에도 영향을 미친다.

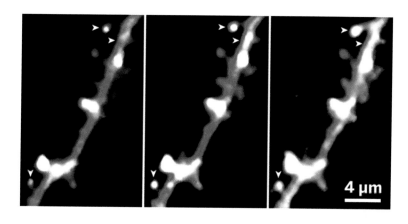

어린이는 큰 노력을 기울이지 않고도 새로운 지식과 기술을 습득할 때, 뉴런 간의 상호 소통을 도와주는 역할을 하는 아세틸콜린이 자동으로 분비된다. 아세틸콜린은 부교감신경이나 운동신경 말단에서 분비되어 뉴런 간의 상호 소통을 도와주는 역할을 한다. 이에 비해 성인의 경우 새로운 지식과 기술의 습득에 의도적인 노력을 기울일 때만 아세틸콜린이 분비된다. 이는 아세틸콜린의 부족으로 인한 뉴런의 감소를 유발할 수 있다. 이는 뉴런 간 상호 소통의 부족으로 일어나는, 기억력 장애를 포함한 인지 기능 장애인 알츠하이머병과 파킨슨병을 유발하기도 한다.

이러한 이유로 인해 과학자들은 뇌는 기본적으로 인생의 초기 단계에 맞춤화되도록 설계되었으며, 그다음부터는 남은 생애 동안 해당 회로에서 이러한 알고리즘을 구현하도록 설계되었다고 생각하였다. 최근까지도 뇌의 구조적 변화는 뇌가 완전히 연결되고 성숙된 성인이 된 후에는 멈춘다는 견해가 지배적이었다.

성인의 뇌에 대한 이런 암울한 견해와 달리 지난 50년 동안 성인 수천 명의 인지 능력을 추적한 시애틀 종단 연구에 따르면 언어 능

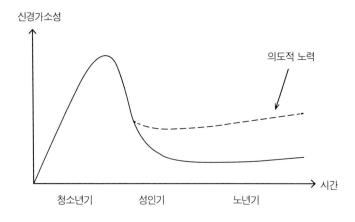

나의 뇌

력, 공간 추리, 추상 추론 테스트에서 청년보다 성인이 더 뛰어난 능력을 보이는 것을 발견하였다. 그리고 뇌의 구조적 변화에 관한 연구에서도 긍정적인 결과가 나오고 있다.

예를 들어 규칙적인 신체 운동을 하거나 아세틸콜린, 세로토닌, 도파민과 같은 호르몬의 전구체 및 보조 인자가 풍부한 식품을 섭취하게 되면 성인의 뇌에도 구조적 변화가 일어나는 것으로 나타났다. 그리고 악기를 배우거나 모국어 외에 다른 언어를 학습하는 것같이 새로운 지식과 기술의 습득에 의도적인 노력을 하여도 나이와 관계없이 뇌의 구조적 변화가 일어나는 것으로 나타났다. 이처럼 "늙은 개에게 새로운 기술을 가르칠 수 없다"라는 격언과 달리, 평생 새로운 기술을 배울 수 있다는 증거가 늘어나고 있다.

뇌는 포도당을 유일한
에너지원으로 사용해

인간의 모든 행동, 즉 아주 간단한 움직임부터 복잡한 행동까지 모두 신경계의 반응으로 조절된다는 것은 이미 잘 알려져 있다. 그리고 신경계의 반응은 뇌를 구성하고 있는 수많은 뉴런의 신호 전달을 통하여 일어나게 된다. 뉴런의 신호 전달은 크게 뉴런 내에 일어나는 전기적 신호 전달과 시냅스를 통해 뉴런 간에 일어나는 화학적 신호 전달로 구분된다.

화학적 신호 전달은 축삭돌기의 끝에 있는 소포에 의해 일어나는데, 소포의 일반적인 기능은 세포 속 택배 차량과 같이 뉴런 안에서 화학물질을 운반하는 역할이다. 예를 들어 뉴런 내에서 축삭돌기를 따라 이동한 전기적 신호가 축삭돌기 말단에 도달하게 되면 소포라고 하는 작은 주머니 내부에 저장되어 있던 화학물질이 시냅스 틈으로 방출된다. 이때 방출된 화학물질은 뉴런 또는 신체의 다른 세포 사이에서 화학적 신호를 전달하는 신경전달물질의 역할을 한다.

예를 들어 신경전달물질이 소포에서 방출되면 시냅스를 가로질러 이웃 뉴런으로 이동한다. 이 뉴런에는 신경전달물질이 결합하

나의 뇌

여 세포의 변화를 유발할 수 있는 수용체가 있다. 수용체와 신경전달물질은 자물쇠와 열쇠 시스템처럼 작동해, 특정 자물쇠를 여는 데 특정 열쇠가 필요한 것처럼 열쇠 역할을 하는 신경전달물질은 이에 맞는 특정 수용체와 결합하게 된다.

신경전달물질이 수용체와 결합하게 되면 뉴런을 흥분시키거나 억제하는 방법을 이용하여 정보를 전달한다. 이 과정은 약 0.0001초로 매우 짧은 시간 동안 일어나게 된다. 이후 역할을 완료한 신경전달물질은 효소에 의해 수용체가 인식할 수 없도록 구조가 변화된다. 이처럼 효소에 의해서 구조가 변화된 신경전달물질은 방출한 뉴런의 축삭돌기에 의해 다시 흡수되는 과정을 통해서 역할을 마치게 된다.

신경전달물질을 소포에서 포장하고 운반하는 것은 화학 에너지를 소비하는 과정이다. 이 과정에서 뉴런은 포도당을 유일한 화학 에너지원으로 사용한다. 특히 뇌는 우리 몸에서 에너지가 많이 필 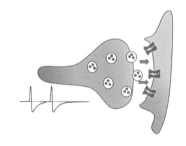 요한 부분으로, 수백조 개의 시냅스에서 신경전달물질을 소포에 포장하고 운반하기 위해서 뇌는 많은 양의 포도당이 필요하다. 우리가 섭취하는 포도당의 25%와 산소의 20%를 뇌에서 소비한다. 따라서 인간의 뇌는 포도당과 산소를 전달하는 혈류가 잠깐이라도 중단되면 급속히 심각한 뇌 손상을 초래하게 된다.

안도(Ando) 등은 유전자 변형을 통하여 포도당 흡수를 향상한 초파리가 그렇지 않은 초파리에 비해 수명이 훨씬 더 길다는 것을 발견했다. 즉, 노화된 초파리의 뇌세포를 관찰한 결과 포도당 섭취가 향상되면 노화와 관련된 운동

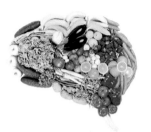

기능 저하가 보상되고 수명이 길어진다는 사실을 발견하였다.

이는 뇌의 포도당 흡수 개선이 수명을 연장할 수 있음을 시사한다. 그런데 포도당 대사는 나이가 증가함에 따라 특정 뇌 영역에서 현저하게 감소하는 양상을 보인다. 포도당 대사의 감소는 호르몬 분비의 비정상적인 증가 또는 감소를 유발하면서 전반적인 인지 기능 및 운동 기능의 감소를 유발하게 된다. 이때 뇌 포도당 대사 감소를 보완하는 방법으로는 운동이 있다.

오콩코(Okonkwo) 등의 연구에 의하면 낮은 수준의 신체 활동 그룹 참가자(왼쪽)는 중간 강도의 유산소 훈련 그룹 참가자(오른쪽)보다 뇌 포도당 대사가 낮은 것으로 나타났다. 또한 운동을 하면 뇌에서 일부 호르몬 수치가 증가하고, 규칙적인 운동은 아드레날린과 같은 스트레스 호르몬 수치의 균형을 유지하는 데 긍정적인 영향을

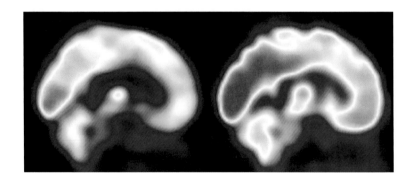

줄 수 있다고 한다.

이처럼 운동은 호르몬 수치 개선 외에도 정신 건강상의 이점도 가지고 있다. 예를 들어, 운동하는 동안 목표를 설정하고 목표를 달성하면 성취감과 자신감을 높일 수 있다. 이외에도 다른 사람들과 함께 운동하면 기분이 좋아지는 사회적 이점도 얻을 수 있다. 따라서 운동은 육체적 자극을 즐기면서 사회적 자극도 받을 수 있다.

미국 질병 통제 예방 센터의 자료에 따르면 성인은 주당 최소 150분의 중간 강도 유산소 활동을 하도록 권장하고 있다. 일주일에 5일, 주변을 30분 동안 빠르게 걷는다면 이 목표에 도달할 수 있다. 유산소 활동의 다른 예로는 수영, 자전거 타기, 농구 등이 있다. 또한 근력 강화 운동은 유산소 운동보다 효과가 조금 적은 편이지만 일주일에 최소 2회의 역도, 요가, 필라테스 같은 근육 강화 활동도 필요하다고 강조하고 있다.

25세 전과 같은
뇌 건강을 지키려면

우리 몸을 이루고 있는 세포 대부분은 우리 나이보다 젊다. 예를 들어 피부의 최상층에 있는 세포는 보편적으로 약 2주 정도 되었고, 가장 오래된 적혈구는 약 4개월 되었다. 그리고 간세포는 대체되기 전에 약 10~17개월 동안 산다. 이처럼 장기 전체의 세포는 일정한 수명을 살도록 미리 정해져 있다. 뇌의 뉴런도 피부, 혈액 또는 간세포처럼 최대 수명을 가질까? 뉴런을 포함하여 포유동물의 유사분열 후 세포의 최대 수명이 존재하는지는 아직 알려지지 않았다.

마그라시(Magrassi) 등은 생쥐의 뉴런을 가져와 약 60마리의 쥐 태아의 뇌에 이식한 다음 평생 살게 했다. 그런 다음 쥐가 이틀 이상 생존할 가능성이 없을 때 안락사시켜 뇌를 검사하였다. 생쥐의 수명은 약 18개월에 불과하지만 쥐는 일반적으로 두 배 더 오래 살았다. 이를 통해 생쥐의 뉴런이 평소에 생쥐의 뇌에서 생존하는 기간보다 약 2배 더 오래 생존하는 것을 발견한 것이다. 이처럼 포유동물은 병리학적 조건이 없는 경우 최대 수명에 의해서만 뉴런의 수명이 제한된다.

그러나 불행하게도 나이가 들어감에 따라 뇌의 특정 부분의 뉴런은 다른 뉴런과 연결이 끊어져 결국 죽기도 한다. 이에 따라 인간의 전두엽 회백질은 30세부터 80세 사이에 평균 14%

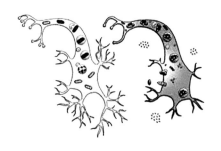

수축하고, 해마의 회백질은 같은 시기에 약 13% 수축한다고 한다. 같은 기간에 전두엽의 백질은 약 24% 감소한다. 따라서 백질의 수축으로 인지 장애에 취약해져 기억력 저하, 성격 변화, 일상생활의 기본 활동에 문제가 발생하기도 한다.

이처럼 나이가 들어감에 따라 나타나는 인지 장애를 해결하기 위해서는 새로운 뉴런의 생성이 필요하다. 따라서 대부분의 뉴런이 태어나기 전에 만들어진다는 기존 이론을 믿고 있던 과학자들에게 인지 장애는 해결할 수 없는 것으로 생각되었다. 이런 이유로 과학자들은 나이가 들면서 생기는 인지 장애를 막기 위한 연구에는 관심이 높지 않았다. 그러나 뇌의 특정 영역에서 적은 수지만 평생 새로운 뉴런이 생성된다는 연구 결과가 나오면서 과학자들은 인지 장애에 관심을 가지게 되었다.

이후 연구를 통해 인지 장애가 한때 과학자들이 생각했던 것처럼 유전의 산물인 뉴런뿐만 아니라 신경가소성 감소에 의해서도 발생한다는 것을 알게 되었다. 또한 특정 활동을 통해서 나이가 들어도 뇌의 기능적인 변화뿐만 아니라 구조적인 변화를 일으키는 신경가소성이 증가할 수 있다는 것을 알게 되었다. 이는 프로이트의 주장, 즉 뇌의 변화는 어린 시절이나 청소년기에 멈춘다는 기존 패러다임으로는 설명하기 힘든 결과로 뇌가 25세 이후에도 25세 이전

만큼 유능하지 못할 이유가 없다는 것을 의미한다.

하버드 의대 과학자들은 신경가소성을 촉진하기 위한 6가지 단계로 식물성 식단, 건강한 수면, 규칙적인 운동, 스트레스 관리, 사회적 연결 강화 및 뇌 자극 활동을 들었다. 특히 뇌 기능, 기분, 정서 조절 등과 관련된 세로토닌, 도파민, 아드레날린, 노르아드레날린과 같은 호르몬은 모두 음식에서 유래된 전구물질로부터 합성된다. 따라서 식물성 식단은 잎이 많은 채소, 과일, 견과류, 통곡물과 같이 저열량이면서 식이섬유가 풍부한 최소 가공식품의 섭취를 늘리는 것을 의미한다. 이러한 식품에는 칼륨, 마그네슘, 비타민 C, 비타민 E, 비타민 B, 건강에 좋은 지질, 특히 불포화 오메가-3와 같은 미량 영양소와 항산화제가 풍부하여 기억력, 수면 및 기분에 영향을 줄 수 있다고 한다.

건강한 수면은 충분한 수면을 의미한다. 그러나 나이가 들면 충분한 수면이 어려워지는 경우가 많다. 한 연구에 따르면 약간의 수면 부족(14일 동안 밤 2시간의 수면 부족)으로도 주의력 및 단기 기억과 관련된 특정 능력이 감소하는 것으로 나타났다. 또 다른 연구에서도 불면증이 있는 사람들은 우울증과 불안 증세를 보일 가능성이 훨씬 더 큰 것으로 나타났다.

건강한 수면을 위해서는 매일 같은 시간에 잠자리에 들고 정해진 시간에 일어나는 것이 필요하다. 이를 위해 침실은 조용하고 어두워야 하며 온도는 적당해야 한다. 그리고 취침 전 TV, 컴퓨터, 스마트폰과 같은 전자기기의 사용과 카페인 및 알코올의 섭취를 자제하고 낮에는 운동과 같은 신체 활동이 필요하다.

나의 뇌

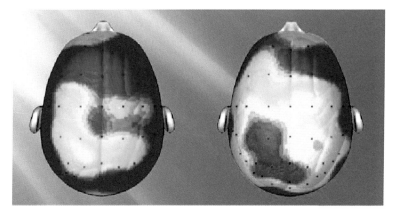

<table>
<tr><td>앉아 있을 때</td><td>20분간 걸을 때</td></tr>
</table>

앉아 있을 때　　　　　　　　　20분간 걸을 때

　　UCLA의 연구에 따르면 운동은 뇌의 성장 인자를 증가시켜 뉴런 간의 연결을 촉진하였다. 또한 규칙적인 운동은 심장 박동수를 증가시켜 뇌에 더 많은 산소를 공급한다. 이를 통해 뉴런 성장을 촉진하는 호르몬의 방출을 조절하는 것으로 나타났다. 예를 들어 달리기 같은 운동을 할 때 나타나는 행복감은 스트레스 호르몬을 감소시키는 것으로 나타났다.

　　이외에도 인간을 대상으로 한 종단 연구에 따르면, 규칙적인 운동은 치매나 알츠하이머와 같은 신경 퇴행성 질환에 취약한 해마와 전두엽 피질의 크기를 증가시키는 것으로 나타났다. 즉, 규칙적인 운동은 전두엽 피질에서 뉴런 간의 새로운 연결을 자극하여 신경가소성을 촉진한다. 이러한 효과는 심박수를 증가시키고 뇌에 더 많은 산소를 공급하는 유산소 운동과 근력 운동의 병행을 통하여 얻을 수 있다.

　　스트레스는 즉각적인 조치와 주의가 필요한 정신적 반응이다. 스트레스는 면역, 소화 및 생식기관의 기능을 억제한다. 그리고 위협 공포를 감지하고 이에 반응하는 편도체는 활성화되고, 공포 반응을 진정시키는 전두엽 피질은 비활성화된다. 그런데 뇌에서 더 자주 활성화되는 부분은 더 강해지고, 주의를 덜 기울이는 부분은 약해진다. 따라서 신체적 건강뿐 아니라 정신적인 건강을 유지하기 위해서는 스트레스 수준을 효과적으로 관리하는 것이 필요하다.

특히 특정한 습관은 스트레스에 대한 회복력을 높이고 전반적인 건강을 향상시킬 수 있다. 예를 들어, 규칙적으로 운동이나 명상을 하는 사람들은 어려운 도전에 직면했을 때 스트레스를 덜 받는 경향이 있는 것으로 나타났다. 따라서 스트레스 관리를 위해서는 자신만을 위한 시간을 갖고 좋아하는 일을 하는 것이 필요하다.

우리는 집단에 속하고 관계를 형성하고자 하는 기본적인 욕구 때문에 주변 사람들과 우리 삶에 관해 이야기하고, 시사 문제를 주제로 토론하고, 특정 영화와 책을 주제로 토론하거나, 친구나

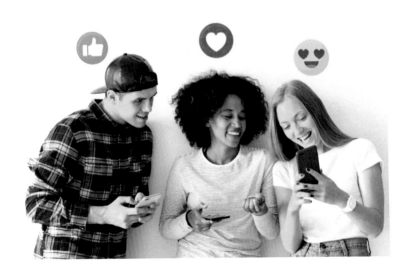

유명인에 대해 험담을 한다. 이러한 활동은 우리에게 식량과 주거에 대한 기본적인 욕구와 같다. 따라서 사회적으로 활동적인 사람들은 혼자 많은 시간을 보내는 사람들에 비해 기억력 저하 문제를 덜 겪는다고 한다. 또한 최근의 연구에 따르면 고독을 느끼는 사람은 그렇지 않은 사람에 비해 뇌 기능 장애에 걸릴 가능성이 더 크다고 한다.

즉, 사회적 연결은 신체 활동과 건강한 식단만큼 뇌 건강에 매우 중요하다. 따라서 사회에 잘 적응하고, 모임에 가입하고, 친구를 만나고, 여행하고, 가족과 좋은 소식을 나누고, 그리고 소셜 네트워크에 체크인하는 것과 같이 다른 사람과의 사회적 연결 강화 활동은 기분뿐만 아니라 뇌 건강에도 영향을 미칠 수 있다.

뇌는 자극할수록 노화의 해로운 영향으로부터 자신을 더 잘 보호할 수 있다고 한다. 뇌 자극 활동은 계속해서 뇌를 도전하게 하는 것으로 악기, 저글링, 외국어 말하기, 택시 운전과 같이 다양한 분야의 새로운 지식을 배우는 것이다. 이처럼 새로운 지식을 배우는 것은 지적으로 도전적인 활동이며, 이는 뇌의 구조적인 변화를 일으킬 수 있다.

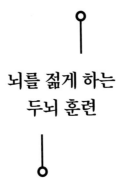

뇌를 젊게 하는
두뇌 훈련

기대 수명이 계속 증가함에 따라 사람들은 수명이 길더라도 건강하게 살기 위해 점점 더 많은 일을 하고 있다. 이에 맞추어 신체적 건강을 위해 미국심장협회는 하루에 30분씩 일주일에 5일과 같이 적당한 양의 운동을 권장하고 있다. 따라서 대부분의 대기업은 직원에게 헬스클럽 회원권을 특전으로 제공하고 있다. 그러나 나이가 들어감에 따라 기억력과 분석력의 손실이 일어나지만, 뇌 건강을 유지하기 위한 적극적인 노력에 대한 지침은 아직 없는 것 같다.

그렇다면 어떻게 뇌 건강을 지킬 수 있을까? 최근 하버드 대학교는 빠르게 확장되고 있는 신경과학 연구와 심리학 및 정신 건강 분야의 연구를 통해 젊은 뇌로 돌아가는 두뇌 훈련 4단계를 발표하였다. 4단계는 간접 경험, 놀이, 좌뇌 운동, 우뇌 운동이다.

• 간접 경험

　18세기 후반 말라카네(Malacarne)는 개와 새에 대한 일련의 통제된 실험을 수행하였다. 그는 한 쌍에게는 훈련을 시키고, 다른 한 쌍에게는 훈련을 시키지 않았다. 이후의 부검을 통하여 그는 훈련된 동물들의 뇌가 훈련되지 않은 동물의 뇌에 비해 더 많은 접힘과 틈새로 인해 해부학적으로 복잡하다는 것을 발견하였다. 이 연구는 경험과 교육이 뇌의 구조에 미치는 영향을 규명하는 첫 번째 연구였다. 이후 과학자들은 연습, 즉 직접적인 경험을 통해서만 새로운 기술을 습득할 수 있다고 가정해왔다.

　이러한 생각에 변화를 가져온 실험으로는 1992년 리촐라티(Rizzolatti) 등의 거울 뉴런의 발견이 있다. 그들은 손을 움직이는 데 관여하는 근육의 섬세한 상호 작용을 뇌가 어떻게 조율하는지 이해하기 위해 작은 전극을 원숭이의 뇌 일부에 삽입하였다. 이후 실험에서 손의 근육을 제어하는 데 작용하는 원숭이 뇌의 뉴런을 조사하면서 원숭이가 음식을 입으로 가져갈 때와 같이 특정 행동을 수행할 때 발화하는 뉴런을 발견하였다.

　그리고 우연히 과학자들이 원숭이가 보는 앞에서 점심을 먹었을 때 예상치 못한 것을 관찰하였다. 즉, 과학자가 음식을 입으로 가져갈 때도 원숭이의 뇌에서 같은 부위의 신경세포들이 작동하는 것을 발견하였다. 이를 통해 뇌에 '보는 것'을 '하는 것'과 똑같이 받아들이게 하는 거울 뉴런이 존재한다는 것을 알게 되었다.

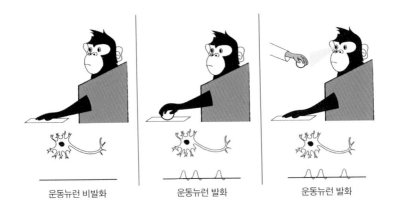

| 운동뉴런 비발화 | 운동뉴런 발화 | 운동뉴런 발화 |

원숭이와 마찬가지로 인간의 거울 뉴런도 컵을 쥐거나 미소를 짓는 등 다른 사람의 행위를 보는 것만으로도 자신이 그런 행위를 하는 것처럼 활성화되는 것을 관찰하였다. 거울 뉴런의 존재는 많은 한계에도 불구하고 관찰과 간접 경험을 통해서도 기술을 습득할 수 있다는 것을 의미한다. 즉, 간접 경험에 대한 단기 노출을 통해 다른 사람의 장기적인 직접 경험의 이점을 얻을 수 있다. 따라서 간접 경험은 실제 경험과 마찬가지로 뇌 건강에 효과가 있다고 한다.

• 열심히 놀기

놀이는 운동을 의미하는 고대 영어 단어 'plegian'에서 유래되었다. 동사로서 놀이는 종종 발견과 학습을 촉진하는 개인이나 집단의 상상력 활동 또는 사회 활동이라는 용어로 정의된다. 명사로서 놀이는 즐거움이나 오락을 위해 하는 활동을 의미한다. 두 가지의 의미 모두에서 놀이는 즐거움과 밀접하게 연관되어 있다. 즉, 놀이는 뇌의 보상 체계와 강하게 연관되어 있다.

어린이의 놀이 경험은 감정 조절 및 계획을 세우고 문제를 해결하는 능력과 관련이 있는 전두엽 피질 뉴런을 변화시킨다는 사실이 실험을 통해 관찰되었다. 즉, 놀이 경험이 있으면 신경가소성이 증가하고 놀이 경험이 없으면 신경가소성이 증가하지 않는다. 따라서 어린이가 즐거워하는 놀이, 특히 구조화되지 않은 놀이는 성인이 되는 데 필요한 기술의 습득 과정에서 매우 중요하다.

실제로 팬크세프(Panksepp)는 『인간과 동물의 감정의 기초』라는 책에서 놀이는 일차적인 인간의 욕구이자 뇌의 즐거움 원천이라고 하였으며, 즐거움을 뇌의 신경가소성을 발달시키고 확장을 돕는 '감정적 연료'로 묘사하였다. 그러나 사회적으로는 어린이가 성숙해짐에 따라 더 높은 수준의 감정 조절을 요구받게 된다. 따라서 킥킥거리고 싶은 충동과 뛰고 싶은 충동을 서서히 억누르게 된다.

실제로 아동기 후반과 10대 초반에 전두엽 피질이 발달하면서 사회적 요구에 응하다 보면 놀이는 먼 기억의 영역으로 밀려나게 된다. 따라서 놀이는 우리가 의식적으로 사용해야 하는 도구인데도 불구하고 안타깝게도 나이가 들수록 놀이를 덜 하는 경향이 있

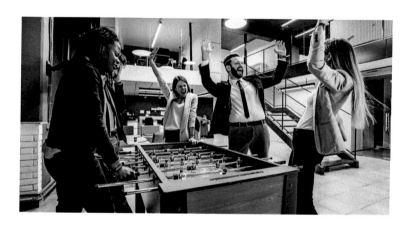

다. 이러한 이유로 구글이나 애플과 같은 많은 실리콘 밸리 회사들은 놀이를 장려하는 환경을 제공하고 있다.

· 좌뇌 운동

우리는 수많은 사람을 접하며 살아가는데, 그중에는 쉽게 기억나는 사람도 있지만 잘 기억이 나지 않는 사람도 있다. 예를 들어 오래된 어떤 친구의 이름을 들으면 두꺼운 입술, 안경과 키 등의 특징이 떠오르지만 어떤 친구는 이름은 기억나는데 특징이 기억나지 않는 경우도 있다. 이처럼 우리가 사람을 기억할 때는 모든 부분을 기억하는 것이 아니라 여러 특징을 조합하여 기억한다. 이처럼 여러 특징을 조합하여 기억하는 것을 패턴 인식이라고 한다.

패턴 인식은 감각기관을 통해서 들어온 정보에 의해서 장기 기억의 특정 콘텐츠가 자동으로 활성화되는 것을 의미한다. 우리가 단어를 읽고, 언어를 이해하고, 친구를 알아보고, 심지어 음악을 감

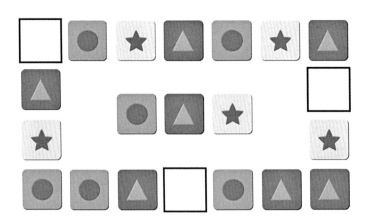

상할 수 있는 것도 패턴 인식 때문에 가능하다. 패턴 인식은 환경을 스캔하는 뇌의 능력으로 엄청난 양의 데이터 속에서 문제의 핵심을 파악하는 것을 말한다. 또한 패턴 인식은 집중력, 기억력, 직관력, 종합력 등을 증진할 수 있는 좌뇌 운동으로 뇌 훈련에 사용된다.

· 우뇌 운동

사람들이 새롭고 도전적인 활동을 경험할 때마다 우뇌가 운동한다. 따라서 이런 일을 계속하는 사람들은 새롭고 예상치 못한 경험에 대해 일관적으로 열린 태도를 나타낸다. 그러나 일반적으로 새롭고 도전적인 활동은 나이가 들어감에 따라 감소한다. 이러한 원인에 의해서 나이가 들어감에 따라 우뇌가 좌뇌보다 더 빨리 악화된다. 따라서 우뇌의 능력을 활성화하기 위해서는 새로운 경험을 계속 접하는 것이 중요하다.

불교 승려들은 다시 시작하고 새로운 선택지를 배양하기 위해 기꺼이 어린이와 같이 사전 지식과 기존의 관습에 얽매이지 않으려

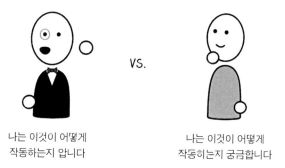

VS.

나는 이것이 어떻게
작동하는지 압니다

나는 이것이 어떻게
작동히는지 궁금합니다

는 의지와 개방적인 태도를 초심자의 마음이라는 용어로 부른다. 즉, 초심자의 마음을 조금 쉬운 말로 한다면 어린이 마음이라고 할 수 있다.

어린이의 마음은 모든 것에 열려 있어 가능한 일들이 많다. 그러나 성인의 마음은 대부분이 닫혀 있어 가능한 일들이 많지 않다. 노인을 대상으로 한 연구에서 초심자의 마음으로 사는 사람이 그렇지 않은 사람보다 더 복잡한 신경망을 가지고 있다고 한다. 이처럼 성인도 어린이처럼 새롭고 도전적인 활동에 적극적으로 참여하게 되면 우뇌의 능력을 활성화할 수 있다.

대표적인 예로 여덟 수를 앞서 생각할 수 있는 체스 선수 웨더릴(Wetherill)이 있다. 2001년 초, 체스 실력이 떨어진 것을 느낀 웨더릴은 자신에게 뭔가 문제가 있다고 확신하고 신경과 전문의와 상담하였다. 그는 통상적인 진단 테스트를 받았고 그것들을 모두 통과했으며 뇌 스캔도 정상으로 보였다. 그가 2년 후 사망했을 때 부검을 통해서 그가 알츠하이머를 앓고 있었다는 것을 알게 되었다. 대부분의 사람에게 알츠하이머는 인지 기능의 장애가 생겨 예전 수준의 일상생활을 유지할 수 없는 상태를 초래한다. 그러나 웨더릴은 새롭고 도전적인 활동을 한 덕분에 알츠하이머를 앓고 있었지만 인지 기능의 장애에서 벗어나 정상적인 생활을 할 수 있었던 것이다.

왜 우리는
온라인 쇼핑에 중독될까

우리는 보편적으로 일에 대한 보상이 멀리 있으면 보상 가능성이 다가오고 있다는 실감이 나지 않아 보상에 대한 기대 수준도 낮아진다. 그러나 대학 입시나 내 집 마련과 같이 보상이 몇 달 또는 몇 년 후에 일어나 실감이 나지 않는데도 보상에 대한 높은 기대 수준을 유지하는 사람도 있다. 이때 목표를 달성하기 위해서는 보상에 대한 기대 수준을 유지하는 것이 필요하며, 이를 위한 열쇠는 도파민이다.

도파민은 사람들이 단기적으로는 아무런 이익도 없는 일을 계속하도록 동기를 부여하는 힘이 된다. 따라서 목표를 향해 노력하는 동안 뇌의 보상회로를 통해 많은 양의 도파민이 분비되는 사람에게는 단기적으로 아무런 이익이 없는 일도 좋아하는 커피와 디저트를 먹는 것과 같은 즐거움이 될 수 있다. 이때 도파민은 도파민 뉴런에 의해 합성되어 뇌의 보상회로를 통해 뇌 전체에 광범위하게 전달된다.

뇌의 보상회로는 이마 바로 뒤에 있는 뇌의 영역인 전전두엽 피질과 밀접하게 연결되어 있다. 뇌의 다른 영역과 광범위한 연결을

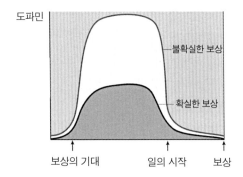

도파민

불확실한 보상

확실한 보상

보상의 기대　　일의 시작　　보상

유지하고 있는 전전두엽 피질은 생각, 행동, 감정의 조율을 통하여 의사 결정, 추론, 성격 표현 및 사회적 인지와 같은 많은 고차원 인지 과정에서 결정을 내릴 수 있게 해준다. 따라서 도파민이 연소를 일으키는 연료라면, 전전두엽 피질은 엔진과 같다.

보상에 대한 기대 수준 유지와 도파민에 관한 연구로 사폴스키 (Sapolsky)의 원숭이 실험이 있다. 사폴스키는 원숭이가 불이 켜진 후 버튼을 10번 누르면 간식을 주었다. 즉, 신호 후 버튼을 10번 누르면 간식이 나타난다는 것을 알도록 원숭이를 훈련하였다. 그는 신호-작업(버튼 누르기)-보상(간식) 주기 동안 원숭이의 뇌에서 도파민 분비량과 시기를 측정하였다. 놀랍게도 도파민 분비량은 신호가 도착하자마자 시작되어 버튼을 10번 누르면 끝났다. 두 번째 실험에서는 원숭이가 버튼을 누른 후 50%만 간식을 주었다. 이처럼 보상이 불확실한 상황에서는 100% 간식을 주는 것에 비해서 두 배나 되는 도파민이 분비되었다.

많은 사람이 우리의 뇌가 보상을 받으면 도파민이 분비된다고 생각하지만, 우리 뇌의 보상 기대와 도파민 분비는 원숭이와 같은 방식으로 반응한다. 따라서 도파민은 보상을 기대하는 과정에서 분비된다. 예로 온라인으로 상품을 주문하면 바로 상품을 받을 수 없고 기다려야 하는데 기다리는 동안 설레고 즐거운 감정이 든다. 이는 도파민의 분비 때문이다. 그리고 도파민은 보상의 예상이 불확실할 때 극적으로 상승한다.

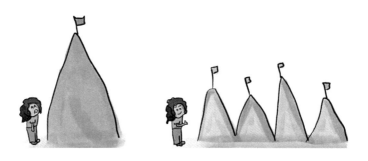

보상에 대한 경험이 없는 사람에게는 보상에 대한 높은 기대 수준을 몇 년 동안 유지하는 것이 어렵다. 따라서 이런 사람은 큰 프로젝트를 작은 덩어리로 나누는 것이 필요하다. 좀 더 크고 복잡하여 오래 걸리는 일, 예를 들어 석 달 정도의 소요 시간이 예상되는 일이면 석 달이 절대 빨리 가지 않을 것 같은 착각을 하게 된다. 따라서 마감, 즉 보상 가능성이 다가오고 있다는 실감이 크게 다가오지 않는다.

그런데 SNS에서 구독자 수 등을 확인할 때마다 만족감이 급상승하는 것을 경험한 적이 있을 것이다. 이러한 이유로 도파민 급증을 자주 발생시키려면 큰 목표를 작은 조각으로 나누는 것이 필요하다. 큰 목표를 작은 조각으로 나눔으로써 보상 가능성이 다가오고 있다는 실감이 크게 느껴지고 보상을 경험할 기회가 더 많아지게 된다. 따라서 우리는 보상을 반복하기 위해 최선을 다하게 된다.

이러한 이유로 설거지 같은 작은 일이라도 오늘 밤 9시까지는 해 놓겠다는 식으로 마감을 만들어 보상 가능성을 만드는 것도 중요하다. 예를 들면 해야 할 일 목록에서 무언가를 지울 수 있을 때 뇌에서는 쾌감과 동기 부여와 관련된 도파민 급증이 일어난다. 그리고 실제로 축하를 하는 것이 중요하다. 작은 목표를 달성할 때마다 축하하는 것만으로도 도파민 급증을 자극할 수 있다.

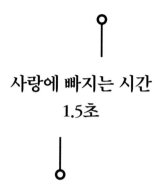

사랑에 빠지는 시간
1.5초

밸런타인데이 카드, 하트 모양의 사탕 상자, 낭만적인 노래 등 사랑과 관련 있는 것들은 모두 심장이 뛰는 것에 집중한다. 그리고 어느 노래 가사 "어느 날 문득 나의 가슴을 설레게 하는 사랑이 온 거야"처럼 사랑을 생각할 때 가슴의 설렘, 즉 마음을 생각한다. 마음 외에도 사랑의 경험과 직접적으로 관련된 또 다른 기관이 있는데, 바로 뇌다.

사랑에 빠지면 큐피드의 화살에 맞은 것처럼 강렬하고 압도적이며 때로는 운명처럼 느껴질 수 있다. 그러나 시간이 지남에 따라 초기의 이 감정은 종종 편안한 친밀감이 되어 사라지는데 이는 호르몬 상태가 변하기 때문이다. 호르몬 측정과 뇌 영상 촬영에 따르면 남녀가 사랑에 빠지는 시간은 1.5초, 사랑의 수명 주기는 2.5년이라고 한다. 일반적으로 이 기간이 지나면 호르몬의 분비가 감소하기 시작하는데 남자의 경우 여자보다 호르몬의 수명이 더 짧다고 한다.

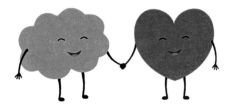

남녀가 사랑하면 우리 몸에서는 각종 호르몬이 분비되는데, 대표적 호르몬으로 도파민과 엔도르핀이 있다. 도파민은 기본적으로 뇌의 뉴런 사이에 신호를 전달하는 역할을 하는 호르몬으로, 식사나 운동과 같이 즐거울 것으로 생각되는 활동 중에 분비되어 행복에 대한 보상을 제공한다. 예를 들어, 맛있는 것을 먹거나 운동 후 행복을 느끼는 것도 도파민의 분비로 나타나는 현상이다.

또한 도파민은 목표, 욕망, 필요를 향해 행동하도록 동기를 부여하고 이를 달성할 때 기쁨을 강화해주거나 기분, 기억, 집중력 및 감정 조절 능력에 영향을 미치기도 한다. 따라서 도파민 분비가 감소하면 의욕이 떨어지고 우울해지며 열정이 줄어들기도 한다. 그러나 반대로 도파민 분비가 과도하면 환각을 일으키거나 정신분열증을 유발할 수 있다.

도파민은 일반적으로 신경계 내에서 잘 조절되지만, 도파민 분비량은 적절한 운동과 음식을 통해 자연적으로 늘릴 수도 있다. 운동이 도파민 분비량을 늘릴 수 있다지만 어떤 운동을 해야 하는지는 고민할 필요가 있다. 틈새 시간을

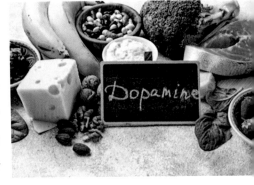

나의 뇌

활용하여 사무실에서 혹은 집에서 쉽게 따라 할 수 있는 간단한 스트레칭이나 짧은 산책은 도파민 분비량을 늘리는 데에는 크게 도움이 되지 않는다.

도파민 분비량을 늘리기 위해서는 빠르게 걷기와 같은 유산소 운동같이 실제로 심박수를 높일 수 있는 무언가를 해야 한다. 또한 도파민 분비량을 늘리는 음식으로는 살코기 같은 단백질이 풍부한 식품, 견과류, 잎이 많은 채소, 달걀, 유제품 등이 있는데 이들에는 체내에서 도파민을 합성하는 데 쓰이는 티로신이 존재한다.

엔도르핀은 '몸 안에서'를 의미하는 내인성(endogenous)과 아편류 진통제인 모르핀(morphine)의 합성어다. 엔도르핀은 고통에 대한 인식을 줄이고 행복감을 느끼게 하는 능력 때문에 스트레스 수준을 낮추는 작용을 한다. 따라서 엔도르핀은 불안과 우울증을 완화하고 약물과 같은 외부 자극 없이도 행복감을 유발할 수 있는 것으로 밝혀졌다. 이처럼 엔도르핀은 기분을 좋게 만들지만, 주요 기능은 통증 신호의 전달을 억제하는 호르몬으로 모르핀과 유사한 효과를 가지고 있다.

이는 진화적으로 인정된 전략으로, 우리 조상들이 어떤 위협에 처해 있더라도 고통 차단을 통하여 매우 적대적인 환경에서도 살아남을 수 있게 하였다. 일례로 분만 중인 산모와 신생아는 엔도르핀의 분비가 최고치에 다다르다 출산 직후부터 서서히 감소하기 시작한다.

엔도르핀 분비는 건강한 생활 방식에서 시작된다. 엔도르핀 분비를 높이는 가장 쉬운 방법으로는 웃음이 있다. 예를 들어 코미디쇼에 참석하는 것과 같은 웃음에 대한 기대에도 엔도르핀이 분비된다고 한다. 그리고 특정 음식의 섭취를 통해서도 자연스럽게 엔도르핀 분비를 늘릴 수 있다. 엔도르핀 분비를 늘리는 음식으로는 매운 음식, 초콜릿, 동물 단백질, 오렌지, 인삼, 견과류와 씨앗 등이 있다.

하지만 규칙적인 운동, 즉 달리기나 수영과 같은 적당한 유산소 운동과 엔도르핀 분비의 상관관계에 대해서는 아직 논쟁이 이루어지고 있다. 숙련된 장거리 주자를 대상으로 한 설문조사 및 연구에서는 일반적으로 30분 정도 걷고 나서 팔다리가 느슨해지는 행복감, 그리고 불안과 불안감이 사라지는 러너스 하이(runner's high) 현상이 나타난다고 한다. 그리고 이 현상이 엔도르핀 분비에 의한 것이라고 알려졌다. 그러나 최근 동물 연구에 따르면 운동 중에 뇌 자체가 더 많은 엔도르핀을 생산할 가능성이 낮은 것으로 나타났다. 그리고 혈액-뇌 장벽을 통과할 수 없는 엔도르핀의 분자 구조 때문에 운동 중에 느끼는 행복감이 엔도르핀 분비에 의한 것인지에 대해서는 회의적이다.

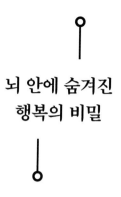

뇌 안에 숨겨진
행복의 비밀

누군가에게 무엇이 당신을 행복하게 하느냐고 묻는다면 다양한 대답이 있을 수 있다. 사랑하는 사람과 함께하는 것, 좋아하는 배우가 출연한 영화를 보는 것, 좋아하는 음식을 먹거나 휴식을 취하며 긴장을 풀 수 있는 하루를 보내는 것 등으로 대답을 할 것이다. 이것은 우리가 보는 행복의 감각적인 표현이다. 그리고 불과 수십 년 전까지만 해도 '행복이란 무엇일까?'라는 질문에 대해 주로 철학자와 시인이 고민해왔다. 그러나 최근에 와서는 과학이 행복에 대한 논쟁에 무게를 싣기 시작하였다. 과학적 연구 결과로 보면 행복은 특

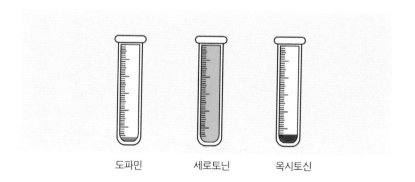

도파민   세로토닌   옥시토신

정 호르몬이 체내에서 분비될 때 일어나는 마음의 상태이다.

우리 몸에는 활력을 주고 기분을 좋게 만드는 세로토닌, 옥시토신, 도파민 등 행복을 책임지는 호르몬이 있다. 세로토닌은 노르아드레날린이나 도파민의 과다로 인한 스트레스를 억제하고 마음을 안정시키는 효과가 있다. 따라서 세로토닌은 기분과 전반적인 웰빙 감각을 향상시키고, 우울증으로 인해 종종 부정적인 영향을 받는 식욕과 수면 주기를 개선하는 데 도움이 될 수 있다.

세로토닌 분비량의 90% 이상은 장에서 만들어지기 때문에 스트레스를 받게 되면 배탈이나 메스꺼움과 같은 소화 장애가 발생하기도 한다. 그리고 세로토닌 분비가 부족하면 도파민이나 노르아드레날린과 같은 호르몬을 제어하지 못하여 우울증과 충동성, 폭력성 증가, 불안 등의 정신 질환을 유발하기도 한다. 따라서 스트레스가 많은 날에는 잠시 시간을 내어 점심이나 커피를 밖에서 먹고 20분 동안 태양광을 쬐는 것이 좋다. 이런 간단한 활동으로도 세로토닌 분비를 늘릴 수 있다. 이처럼 태양광에 노출하는 것만으로도 우리 피부는 자외선을 흡수하여 비타민 D와 세로토닌 분비를 촉진한다.

또한 규칙적인 달리기, 수영, 자전거 타기와 같은 유산소 운동(심장 강화 운동)도 세로토닌을 합성하는 데 필요한 트립토판이 더 쉽게 혈류로 분비되도록 하기 때문에 세로토닌 분비에 긍정적인 영향을 줄 수 있다. 그리고 세로토닌 분비를 늘리는 음식으로는 닭고기, 생선과 같은 동물 단백질, 달걀, 우유, 두부, 견과류와 씨앗이 있다. 그러나 세로토닌 분비가 과다해도 세로토닌 증후군을 유발할 수 있는데, 이는 안절부절못하는 증상이나 환각 및 혼란 등의 증상을 유발할 수 있다.

우리가 다른 사람을 사랑하거나 다른 사람들과 연결되어 있다고

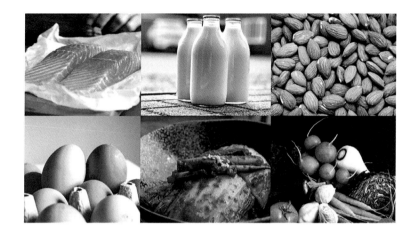

느낄 때 우리는 행복을 느끼고 마음이 안정된다. 이는 우리가 신뢰하는 사람들과 가깝다고 느끼거나, 누군가와 사랑에 빠졌을 때 옥시토신의 분비 때문에 느끼는 행복이다. 그리고 덜 알려진 사실 중 하나는, 옥시토신은 스트레스 반응을 조절하고 신경계를 진정시키는 역할을 할 뿐만 아니라 세로토닌의 분비를 늘리는 데 기여한다는 점이다.

옥시토신은 유대를 강화하고, 부모가 아기와 유대를 맺도록 돕고, 가족 단위를 유지하고, 배우자와의 관계를 더 가깝게 만들고, 사회적 상호 작용을 개선하는 데 필수적인 호르몬이다. 예를 들어 산모에게는 출산과 모유 수유 중에 옥시토신이 분비된다. 동물은 옥시토신이 분비되지 않으면 새끼를 거부한다. 또한 관계를 느낄 수 있게 해주는 행동, 즉 생일이나 기념일에 간단한 선물을 주고받거나 심지어 낯선 사람과 의사소통을 하는 것만으로도 옥시토신이 분비된다. 사랑하는 반려견과 눈을 마주칠 때도 옥시토신이 분비된다고 한다. 특히 사람들이 그룹으로 노래할 때 유대감을 형성해 옥시토신 분비를 증가시키는 효과가 있는 것으로 보인다.

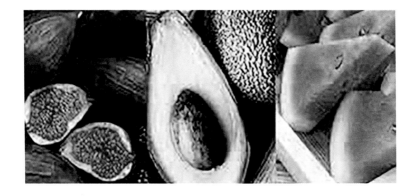

옥시토신을 자연적으로 증가시키는 가장 좋은 방법은 운동이다. 한 연구에 따르면 고강도 무술 훈련 후 참가자의 타액에서 옥시토신 분비가 급증한 것이 측정되었다. 옥시토신 분비를 늘리는 음식으로는 무화과, 아보카도, 수박, 시금치, 녹차, 커피, 아몬드 등이 있다.

- https://singularityhub.com/2021/06/02/whats-the-origin-of-consciousness-a-global-challenge-is-exploring-leading-theories/

I. 뇌의 건축학 개론

- https://vendoradvocacy.com.au/neuroarchitecture-logic-better-design/
- http://www.visualcomplexity.com/vc/blog/?p=234
- https://slideplayer.com/slide/16936416/
- https://www.mayoclinic.org/brain-lobes/img-20008887
- https://dbuweb.dbu.edu/dbu/psyc1301/softchalk/s2lecture1/s2lecture110.html
- https://harvardichthus.org/2009/06/christianity-and-cartesian-dualism/
- https://www.chegg.com/flashcards/kpp-human-body-nervous-system-30770c89-a354-4fa8-b25f-b51eb2cc17e0/deck
- https://www.labmedica.com/molecular-diagnostics/articles/294778934/study-shows-heritability-of-amyotrophic-lateral-sclerosis.html
- https://mecfssa.org.au/resources/autonomic-dysfunction
- https://medical-dictionary.thefreedictionary.com/fifth+cranial+nerve
- https://pocketdentistry.com/1-pain-and-impulse-conduction/
- https://www.nobelprize.org/prizes/medicine/2021/press-release/

- https://www.sciencedirect.com/topics/psychology/adaptation-energy
- https://deepstash.com/article/78714/understanding-the-stress-response-harvard-health
- https://maryjmelange.files.wordpress.com/2019/06/waiting-in-line.jpg
- https://marisamorby.com/neuroscience-behavior-and-anxiety/
- https://www.researchgate.net/figure/Conceptually-maps-the-homeostatic-regulation-of-internal-and-external-inputs-that_fig2_319269659
- https://www.science.org/doi/10.1126/science.abg7285
- http://book.bionumbers.org/how-many-ions-pass-through-an-ion-channel-per-second/
- https://www.sci.news/biology/human-neurons-10262.html
- https://sitn.hms.harvard.edu/flash/2016/optogenetics-can-chronic-pain-be-treated-with-light/
- https://www.physiologyweb.com/lecture_notes/neuronal_action_potential/neuronal_action_potential_frequency_coding_in_the_nervous_system.html
- https://www.kindpng.com/imgv/hoohwxJ_electrical-synapse-hd-png-download/
- https://premierneurologycenter.com/blog/what-is-neuroplasticity/
- https://www.pinterest.co.kr/pin/806566614497579014/
- https://dribbble.com/shots/5846663-Try-something-new-with-your-boo
- https://www.researchgate.net/figure/Intermdodal-plasticity-in-the-brain-of-blind-individuals-At-the-cortical-level_fig1_260592301
- https://leifsaul.com/tag/gray-matter/
- https://insights.creatorsarchitects.com/design-for-experience-neuroscience-architecture-9fd356dc0832
- https://www.bbc.com/news/science-environment-35438294
- https://developingchild.harvard.edu/science/key-concepts/brain-architecture/
- https://revelationsineducation.com/product/cover-intentional-neuroplasticity-book-artwork/?v=4096ee8eef7d

나의 뇌

- https://www.researchgate.net/figure/Cartoon-model-of-ventral-striatal-cortex-and-prefrontal-cortex-PFC-interactions-across_fig1_49624999
- https://ikani.bandcamp.com/track/pandoras-box
- https://kaiserscience.files.wordpress.com/2015/01/pet-scan-brain.gif
- https://www.acquiredbraininjury-education.scot.nhs.uk/wp-content/uploads/shutterstock_78690082.jpg
- https://basicmedicalkey.com/6-the-nervous-system/
- https://en.wikipedia.org/wiki/Margaret_Kennard#/media/File:Kennard_Principle.jpg
- https://www.reflexions.uliege.be/cms/c_357054/en/from-birdsong-to-neurodegenerative-diseases-summary
- http://asktauseef.weebly.com/carbon-dating.html
- https://www.eurekalert.org/multimedia/540703
- https://quizlet.com/159271969/19-neurotransmitters-and-receptors-flash-cards/
- https://www.sciencedirect.com/topics/neuroscience/acetylcholine
- https://i.pinimg.com/originals/cc/31/e3/cc31e3c24c656c0e9d06f959b23177ca.jpg
- https://ib.bioninja.com.au/options/option-a-neurobiology-and/a5-neuropharmacology/synaptic-transmission.html

II. 호르몬과의 싸움

- https://en.bandainamcoent.eu/adventure-time/adventure-time-pirates-of-the-enchiridion
- https://www.alamy.com/stock-photo/hormone-secretion.html
- https://www.facebook.com/contactbiological/photos/a.113482056875669/173186527571888/?type=3
- https://www.nejm.org/doi/full/10.1056/NEJM199902183400705
- http://www.doctorhugo.org/synaesthesia/receptors.html
- https://twitter.com/hipeac/status/823606478342787072

- https://www.mdpi.com/1424-8220/22/11/4023/htm
- https://yourmentalrestoration.com/2018/01/11/thoughts-feelings-behaviors-2/
- https://mindfulambition.net/feelings-follow-behavior/
- https://lindsaybraman.com/emotional-regulation-rainbow/
- http://www.homeo-pat.ch/le-stress/
- https://www.pierce.co.uk/insights/guidance/how-stress-can-be-both-useful-and-harmful
- https://www.burnout.si/izgorelost-sai/stres-sai/biopsihologija-stresa-in-izgorelosti
- https://www.freepik.com/free-photos-vectors/stress-response-system/2
- https://en.wikibooks.org/wiki/Demystifying_Depression/The_Stress_System
- https://www.myupchar.com/en/disease/cushings-syndrome
- https://melos.media/wellness/70953/
- https://www.gezondeademhaling.nl/hyperventilatie-en-hoge-bloeddruk/
- https://www.wikihow.com/Stop-Hyperventilating
- https://www.vecteezy.com/v
- https://www.mydodow.com/blog/en/article/sleep-cycle
- https://www.quora.com/Is-it-possible-for-a-person-to-enter-full-REM-dream-sleep-within-minutes-of-falling-asleep
- https://wires.onlinelibrary.wiley.com/doi/abs/10.1002/wcs.1433
- https://fisher.osu.edu/blogs/leadreadtoday/how-turn-stress-a-growth-opportunity
- https://relationshipsrelearned.com/do-you-know-3-types-of-stress/
- https://blankslate.org/2020/03/23/the-good-type-of-stress/
- https://kr.123rf.com/photo_28508797_before-untidy-and-after-tidy-wardrobe-with-colorful-winter-clothes-and-accessories-messy-clothes-thr.html
- https://sitn.hms.harvard.edu/flash/2018/mysterious-fear-learner-locus-coeruleus/
- https://corporatefinanceinstitute.com/resources/knowledge/other/smart-

나의 뇌

goal/

- https://www.coursehero.com/study-guides/physics/15-6-entropy-and-the-second-law-of-thermodynamics-disorder-and-the-unavailability-of-energy/
- https://www.wya.net/op-ed/why-we-need-to-focus/
- https://uxdesign.cc/7-steps-to-achieving-flow-in-ux-design-7ef28adb0de2
- https://casecoach.com/b/how-long-does-it-take-to-prepare-for-a-consulting-interview-with-a-full-time-job/
- https://todoist.com/productivity-methods/eisenhower-matrix
- https://www.mjandhungryman.com/baby-friendly-egg-veggie-pancakes/
- https://prospectsasean.com/what-is-toxic-positivity/
- https://www.dreamstime.com/fixed-mindset-vs-growth-two-basic-mindsets-shape-human-life-d-isometric-flat-vector-conceptual-illustration-image196139877
- https://courses.lumenlearning.com/suny-hvcc-psychology-1/chapter/psych-in-real-life-growth-mindsets/
- https://www.eiagroup.com/identifying-genuine-smile/
- https://www.heartmath.org/articles-of-the-heart/generous-others-youll-happy/
- https://learn.genetics.utah.edu/content/addiction/brainchange
- https://nagitec.com/mengenal-apa-itu-metaverse-dan-cara-kerjanya/
- https://study.com/academy/lesson/the-dopamine-reward-circuit-structures-function.html
- https://www.researchgate.net/figure/fig10_235938326
- https://in.mashable.com/science/2616/notifications-and-dopamine-weird-ways-in-which-instagram-likes-lead-to-happiness
- https://blog.medecision.com/healthcare-2020-the-only-certainty-is-uncertainty/
- https://www.pinterest.co.kr/pin/475059460703816192/
- https://m.blog.naver.com/PostView.naver?isHttpsRedirect=true&blogId

=imgye1&logNo=221818517034

- https://sites.psu.edu/aspsy/2019/03/24/overjustification-effect-in-education/
- https://www.wsj.com/articles/william-h-mcraven-life-lessons-from-navy-seal-training-1400884791
- https://www.linkedin.com/pulse/you-ring-bell-quit-ted-egly-mba
- https://californiaquakefootball.com/2020/12/31/which-female-team-has-won-the-most-fifa-womens-world-cup/
- https://www.pharmaceutical-technology.com/comment/methotrexate-treatment-costs-myasthenia-gravis/
- https://www.brdermnc.com/what-is-better-botox-or-juvederm/
- https://www.hsph.harvard.edu/nutritionsource/choline/

III. 진짜 내 소원은

- https://ko.depositphotos.com/31259169/stock-illustration-strong-brain.html
- https://www.dailymail.co.uk/sciencetech/article-4347262/Radical-new-microscope-shows-living-nerve-synapses.html
- https://web.musc.edu/about/news-center/2021/06/10/forget-me-not
- https://www.activebeat.com/your-health/9-fascinating-things-about-the-brain/
- https://www.pinterest.co.kr/pin/510454938998807634/
- https://deardebt.com/shop/
- https://www.skydivecsc.com/blog/6-tandem-skydiving-tips-for-first-time-jumpers
- https://www.crushpixel.com/stock-photo/tired-exhausted-businessman-relaxing-hard-228479.html
- https://www.thinglink.com/scene/514565508599644160
- https://www.knightcrier.org/student-life/2021/05/03/my-5-favorite-stress-management-strategies/

- https://www.thorne.com/take-5-daily/article/body-basics-what-are-adrenal-glands-and-what-do-they-do
- https://jasonparkgun.wordpress.com/2017/09/24/mindfulness/
- https://www.hindawi.com/journals/isrn/2012/437198
- https://ko.depositphotos.com/95207484/stock-photo-sleep-wake-cycle.html
- https://easyladys.com/en/issues/30963
- https://www.sciencedirect.com/science/article/abs/pii/S0010027711000692
- https://medium.com/spark-live/advantages-of-cognitive-behavioral-therapy-cbt-88bff0ab98d3
- https://medium.com/@rqbpersonal/the-skill-i-learned-to-shift-my-anxiety-at-work-to-excitement-d72b8f8c5635
- https://www.gratus.co.il/article/emdr-therapy-22032022
- https://www.allaboutvision.com/resources/part-of-the-brain-controls-vision/
- https://fixthephoto.com/fstop-full-stop-photography.html
- https://stock.adobe.com/ca/search?k=anisocoria&asset_id=184083666
- https://link.springer.com/article/10.1007/s12574-016-0310-8/figures/1
- https://www.chegg.com/learn/biology/introduction-to-biology/premotor-cortex-in-anatomy-and-physiology
- https://www.wikiwand.com/en/Motor_cortex
- https://kids.frontiersin.org/articles/10.3389/frym.2017.00042
- https://directorsblog.nih.gov/tag/neurons/
- https://cen.acs.org/articles/93/i6/Scientists-Watch-Neural-Connections-Strengthen.html
- https://www.frontiersin.org/articles/10.3389/fnbeh.2020.564184/full
- https://www.researchgate.net/figure/The-schematic-diagram-of-a-biology-synapse_fig1_327430081
- https://www.ccl.org/articles/leading-effectively-articles/foods-that-fuel-your-brain/
- https://scitechdaily.com/cardio-exercise-may-enhance-brain-function-

and-stave-off-alzheimers/

- https://www.cell.com/trends/neurosciences/pdf/S0166-2236(17)30005-X.pdf
- https://cdn8.openculture.com/wp-content/uploads/2015/11/02204448/brain-exercise.jpg
- https://cgroupdesign.com/social-media-engagement-a-how-to-guide/
- https://sitn.hms.harvard.edu/flash/2016/mirror-neurons-quarter-century-new-light-new-cracks/
- https://futurism.com/the-byte/google-employees-work-mandate?amp
- https://www.braingymmer.com/en/brain-games/patterned_logic/play/
- https://mindfulambition.net/beginners-mind/
- https://www.psychologytoday.com/us/blog/brain-wise/201510/shopping-dopamine-and-anticipation
- https://www.indoindians.com/8-tips-to-achieve-your-new-year-resolutions/
- https://theknowledgereview.com/can-the-human-brain-truly-love-two-people-at-once-what-science-says/
- https://www.onlymyhealth.com/what-is-dopamine-diet-for-weight-loss-1629884832
- https://unbate.ngontinh24.com/article/the-happy-hormones-your-guide-to-feeling-good
- https://ponbey.com/foods-that-boost-serotonin/
- https://www.netmeds.com/health-library/post/oxytocin-foods-that-boost-your-love-hormone